GU RATGEBER GESUNDHEIT

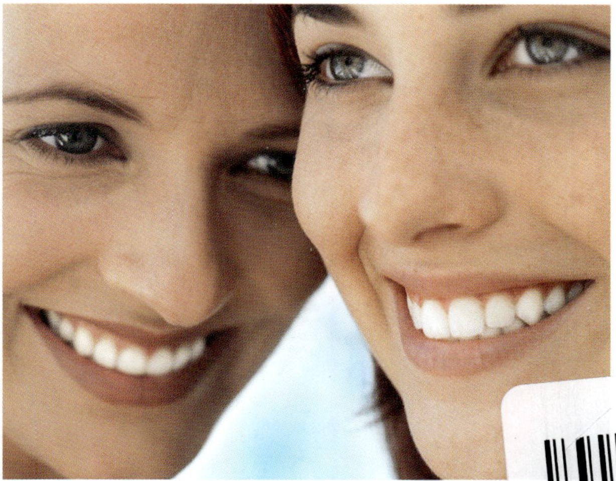

Günther H. Heepen

Schüßler-Salze typgerecht

- Besonders wirkungsvoll: typgerechte Behandlung
- Wie Sie Ihren Konstitutionstyp erkennen
- Spezielle Kuren und Heilsteine für jeden Typ

G|U

Inhalt

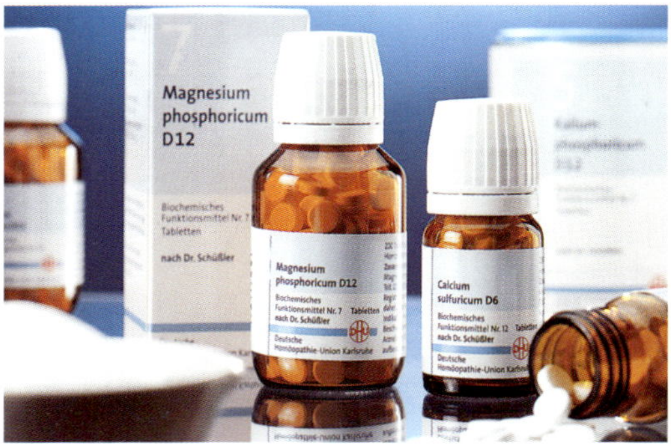

Magnesium
phosphoricum
D12
Magnesium
phosphoricum D12
Calcium
sulfuricum D6

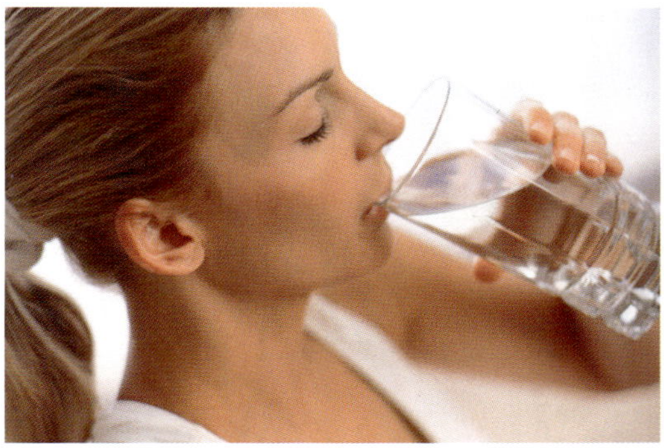

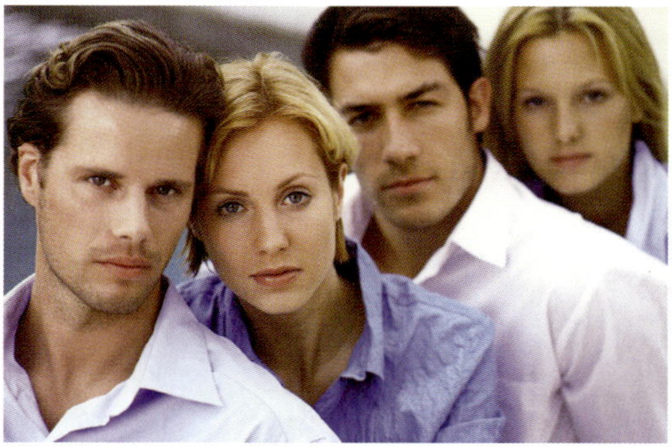

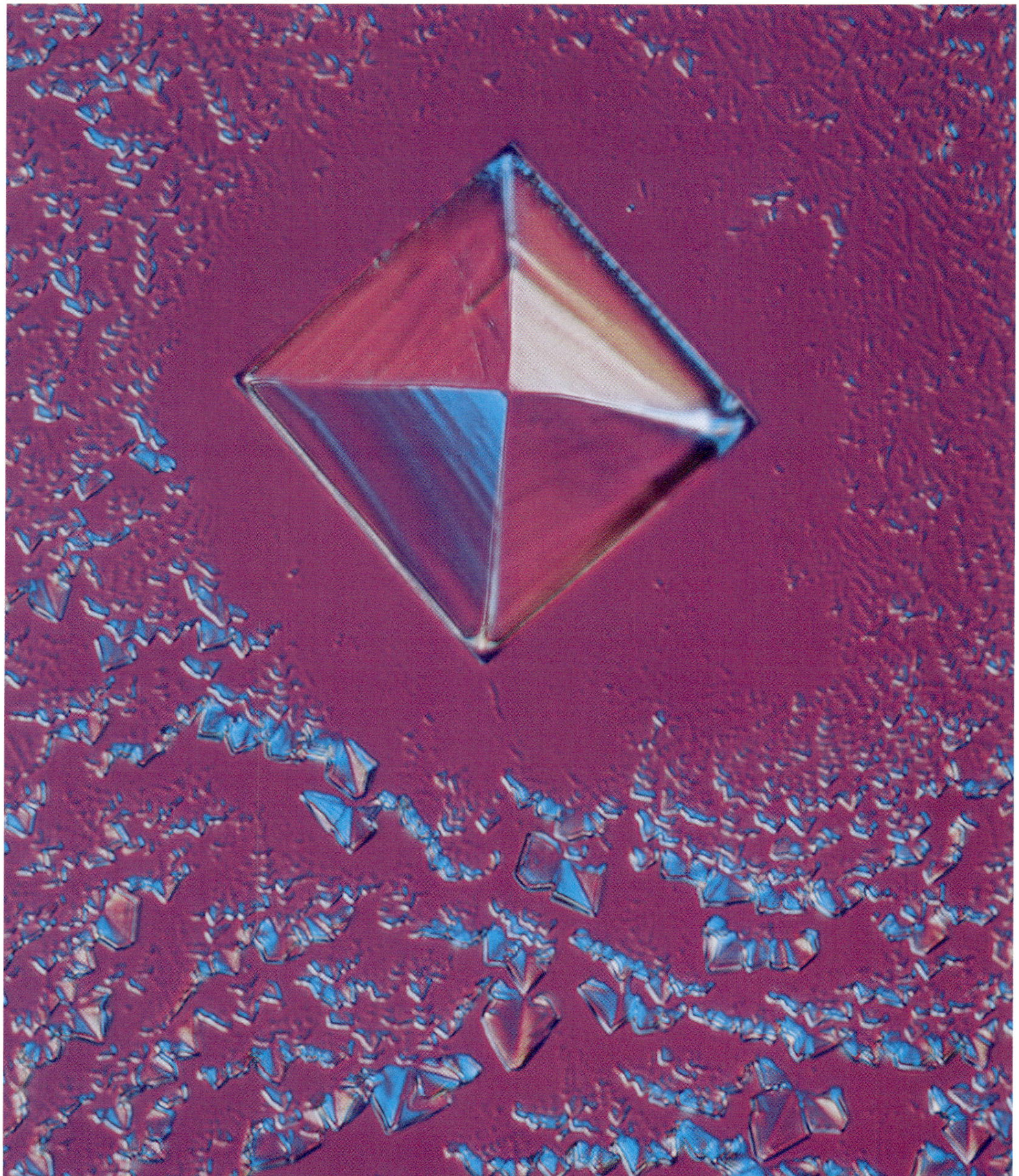

Ein Wort zuvor

Mineralstoffe sind lebenswichtig für uns; wir könnten ohne sie nicht existieren. Informationen über diese anorganischen Stoffe gibt es in der Medizin noch nicht lange; es war der Oldenburger Arzt und Homöopath Dr. Wilhelm Heinrich Schüßler, der vor knapp 130 Jahren die große Bedeutung der Mineralsalze für den Menschen erkannte. Schüßlers Entdeckung und Erforschung der Wirkung seiner elf Funktionsmittel haben seither nicht nur medizinische Laien, Ärzte und Heilpraktiker beschäftigt, sondern auch Wissenschaftler – und dies bis zum heutigen Tag. Denn es wird weiter geforscht, und immer neue Forschungsergebnisse werden publiziert.

Mittlerweile ist die »Biochemie«, wie Schüßler seine Behandlung mit den Salzen nannte, weltweit bekannt. Nicht nur in Europa, sondern auch in den USA, in Indien und Australien haben die Schüßler-Salze sich als wirkungsvolle Heilmittel durchgesetzt.

Warum das so ist, können Sie selbst herausfinden. Wenn Sie nach den Empfehlungen dieses Buches Ihren Konstitutionstyp bestimmen und sich mit den potenzierten Salzen typgerecht selbst behandeln, erfahren Sie, dass diese einfachen Mittel imstande sind, in Ihrem Körper Wesentliches zu bewegen: Sie bringen den Heilfluss in Gang, sie leiten die Regeneration ein, und sie stärken Sie dort, wo Ihr Körper anlagebedingt Schwächen zeigt.

Lernen Sie diesen Weg kennen, versuchen Sie, ihn konsequent zu gehen – das kostet Sie nicht mehr als die regelmäßige Einnahme der vergleichsweise preisgünstigen Salze. Und Sie werden erleben, dass Sie gesünder sind und deshalb auch mehr Freude am Leben haben!

Ich wünsche Ihnen viel Erfolg!

Günther H. Heepen

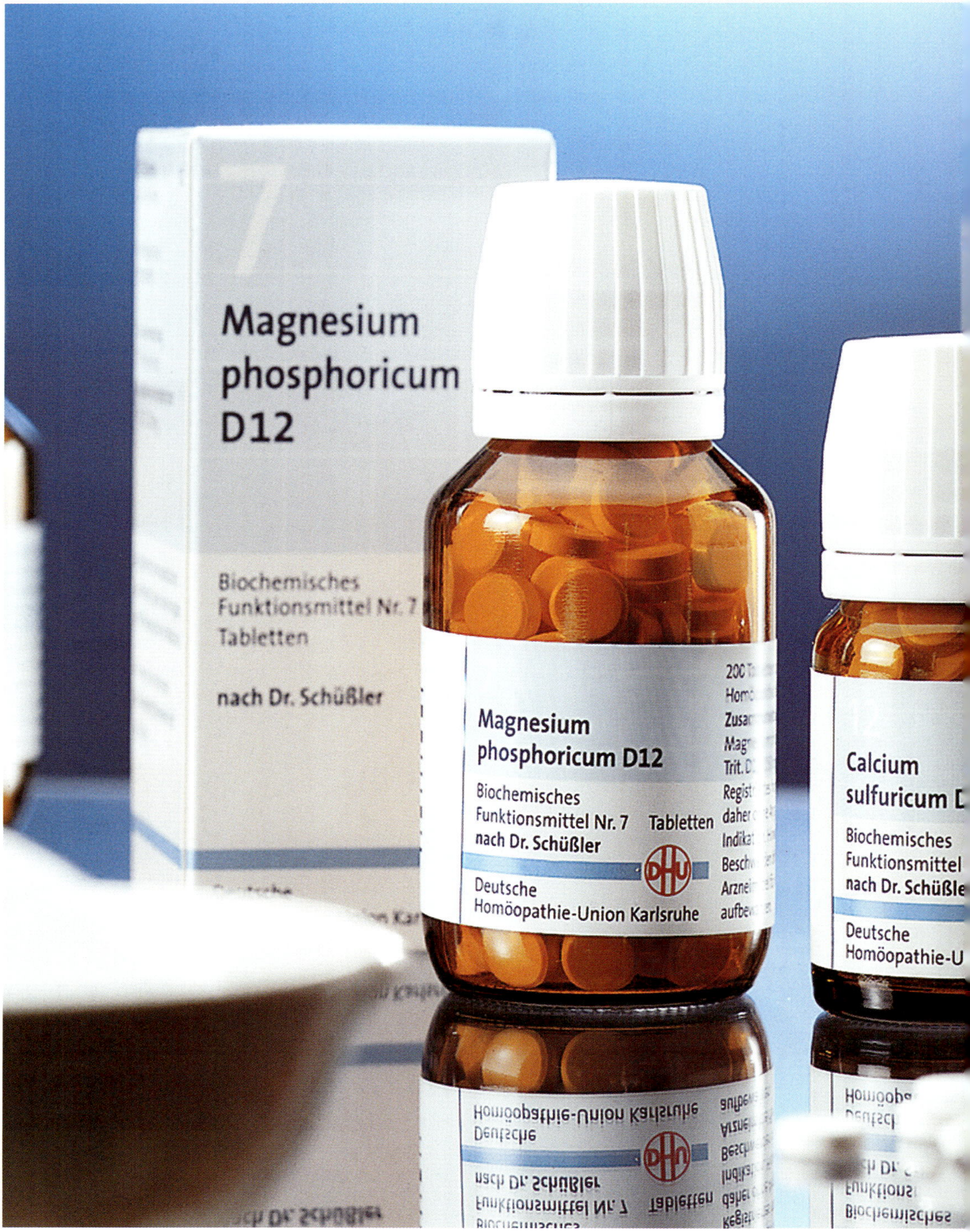
Magnesium
phosphoricum
D12
Biochemisches
Funktionsmittel Nr. 7
Tabletten
nach Dr. Schüßler
Magnesium
phosphoricum D12
Biochemisches
Funktionsmittel Nr. 7
Tabletten
nach Dr. Schüßler
DHU
Deutsche
Homöopathie-Union Karlsruhe
Calcium
Biochemisches
nach Dr. Schüßle
Deutsche

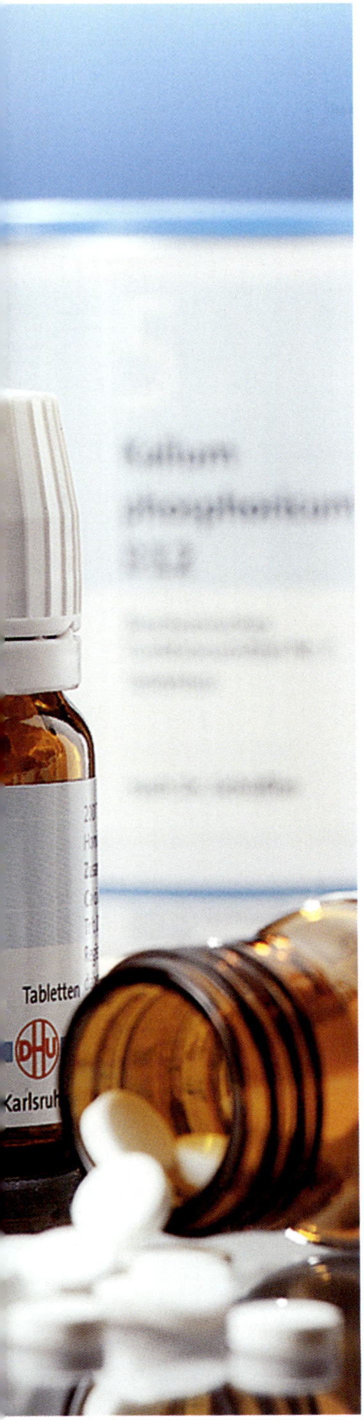

Biochemie und Konstitution

Knapp 130 Jahre nach ihrer Begründung hat die Biochemie, die Behandlung mit Mineralsalzen, nichts von ihrer Faszination verloren. Im Gegenteil: Schüßler-Salze finden heute weltweit immer mehr Anhänger.

Mit der biochemischen Konstitutionstherapie lernen Sie einen Ansatz kennen, mit dem Sie typspezifische Beschwerden besonders effektiv und nachhaltig behandeln und außerdem vorbeugend etwas für Ihre Gesundheit tun können.

Bevor Sie zur praktischen Anwendung kommen, zunächst alle wichtigen Informationen über Schüßler-Salze, Konstitutionstypen und Konstitutionstherapie in der Biochemie. Außerdem erfahren Sie, wie Sie die Steinheilkunde unterstützend nutzen können.

Biochemie nach Dr. Schüßler

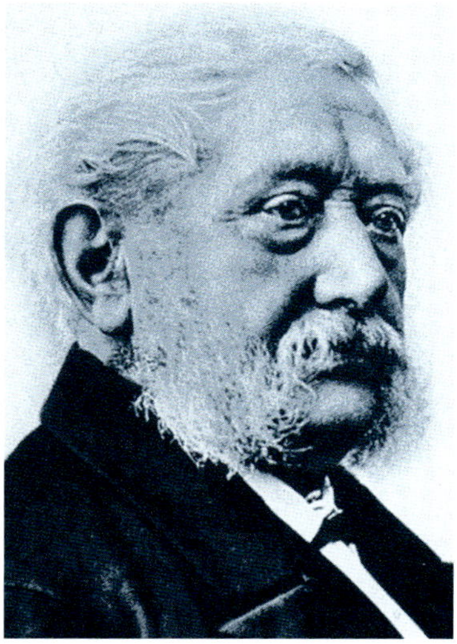

Der Arzt Heinrich Wilhelm Schüßler, Begründer der Biochemie.

Der Oldenburger Allgemeinarzt Dr. Heinrich Wilhelm Schüßler (1821 bis 1898) entdeckte Ende des 19. Jahrhunderts nach Literaturstudien und eigenen Forschungen, dass der menschliche Körper in allen seinen Gefäßen, Geweben und Organen Mineralsalze enthält. Mit Hilfe von mikroskopischen Untersuchungen der Asche von Leichen fand er heraus, welche Salze – neben jenen, die in der Medizin bereits nachgewiesen waren – im menschlichen Körper vorkommen. Schüßler vermutete, dass diese Salze notwendig sind für den Erhalt aller Lebensfunktionen und das reibungslose Wechselspiel zwischen den Organen. Die Ergebnisse seiner Arbeiten veröffentlichte er 1874.

Mineralstoffe sind lebensnotwendig für den Menschen

Da die Wissenschaft seinerzeit darüber recht wenig wusste, war Schüßler weitgehend auf sich gestellt und begann, seinen Patienten Salze zu verabreichen – mit dem Ergebnis, dass sie gesund wurden. Aufgrund seiner Forschungen war Schüßler in der Lage, die Wirkung seiner Salze logisch zu erklären. So hat er eine fundierte Heilmethode geschaffen, die in der Praxis funktioniert.

Eine neue naturgemäße Therapie war entstanden – die Behandlung mit Schüßler-Salzen, die Biochemie.

Unser Körper braucht Salze

Das Wort »Biochemie« (abgeleitet aus dem Griechischen von *bios:* Leben, und *Chemie:* die Wissenschaft der Elemente) hat heute in der Medizin zweierlei Bedeutung:

- Naturwissenschaftlich wurde dieser Begriff 1877 geprägt, um das Grenzgebiet zwischen Chemie, Medizin und Biologie zu benennen. Es ist die Lehre von den chemischen Vorgängen im Organismus, zum Beispiel Atmung, Stoffwechsel und Sekretion.
- Schüßler wählte den Begriff »Biochemie« für seine Heilmethode, die auf der Annahme gründet, dass Erkrankungen auf den Mangel bestimmter Mineralstoffe im Körper zurückzuführen und durch systematische Zufuhr dieser anorganischen Stoffe zu heilen sind. Die von ihm verwendeten Mineralsalze bezeichnete er als Funktionsmittel, weil sie natürliche Körperfunktionen wieder ermöglichen, beschleunigen oder verlangsamen – stets im Sinne einer Regulation.

Mangel an Mineralstoffen bedeutet Krankheit

Was sind Salze?

Salze (Mineralsalze) sind organische und anorganische (nicht organische) Verbindungen von Metallen und Nichtmetallen; sie entstehen durch eine Reaktion zwischen Säuren und Basen unter Wasserabspaltung. Bei den Salzen bezeichnet das erste Wort das Metall, das zweite das Nichtmetall.
Zu den Metallen zählen beispielsweise die Mineralstoffe Kalzium, Magnesium und Natrium; aus Säuren wie Acidum phosphoricum (Phosphorsäure) und Acidum sulfuricum (Schwefelsäure) entstehen die nichtmetallischen Anteile, zum Beispiel im Natriumsulfat (Natrium sulfuricum), dem Salz der Schwefelsäure.

Wie wirken Schüßler-Salze im Körper?

Die biochemischen Salze können im Organismus Funktionen beschleunigen oder verlangsamen, um so durch Krankheit gestörte Vorgänge wieder ins Lot zu bringen. Sie helfen dem Körper auch, die mit der Nahrung aufgenommenen Salze effektiver zu verwerten und dorthin zu transportieren, wo sie gebraucht werden – in Geweben und Organen bis in jede einzelne Zelle.

Mineralstoffe bringen gestörte Vorgänge ins Lot

Schüßler-Salze wirken also auf zweierlei Weise in unserem Körper:
- Sie versorgen die Zelle mit den für sie im Zustand der Krankheit oder Störung wichtigen Mineralsalzen,
- sie regen den Stoffwechsel des entsprechenden Salzes im Körper an, damit er wieder reibungslos funktioniert.

Beispiel: Muskelkrämpfe und Muskelermüdung

- Bei Muskelkrämpfen beispielsweise hilft Magnesium phosphoricum D6 (Nr. 7), weil es entkrampft und die Reizweiterleitung von Nerv zu Muskel verlangsamt.
- Bei Muskelermüdung ist Kalium phosphoricum D6 (Nr. 5) das richtige Salz, da es die Energiegewinnung in den Muskelzellen anregt und so die Muskel- und Nervenfunktion stabilisiert.

Salze beeinflussen auch Stoffwechselvorgänge wie Verdauung und Ausscheidung von Körpersekreten und Stoffwechselendprodukten, indem sie die natürlichen Vorgänge regulieren und so zur Heilung beitragen. Für eine ausreichende Versorgung mit Salzen ist allerdings auch eine ausgewogene Ernährung mit Obst, Gemüse, Getreide sowie die ausreichende Aufnahme von Flüssigkeit (wie Mineralwasser) wichtig.

Wichtig: eine gesunde Ernährung.

Mineralstoff-Therapie und Biochemie

Schüßler, von Hause aus Homöopath, verknüpfte für seine Therapie zwei in der Mitte des neunzehnten Jahrhunderts aufkommende Theorien miteinander:

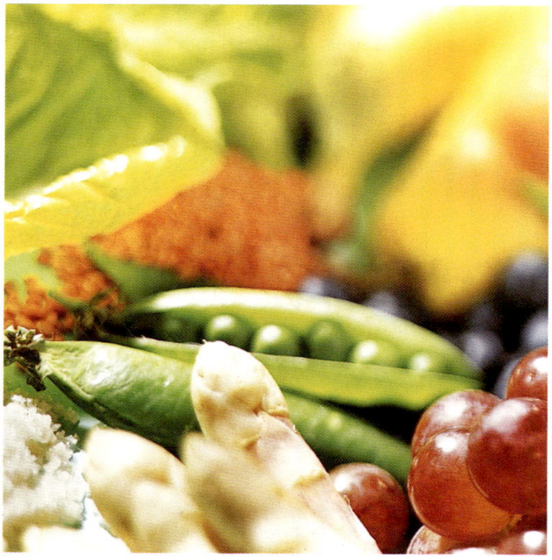

Natürliches Vorkommen der Salze in jeder Körperzelle

- die Lehre vom natürlichen Vorkommen der Salze im Organismus und den davon abhängigen Lebensvorgängen, mit der sich die großen Physiologen wie die Professoren Wilhelm Wundt, Jacob Moleschott und G. von Bunge an den Universitäten beschäftigten,
- und die Studien des Pathologen Professor Dr. Rudolf Virchow (1821 bis 1902), der die Bedeutung der Zelle im menschlichen Organismus erforschte und Krankheiten zurückführte auf Störungen der Zelle, der kleinsten Lebenseinheit.

WICHTIG

Schüßler: Mineralstoffmangel trotz ausreichender Versorgung

In seiner Schrift »Eine abgekürzte Therapie« beschreibt Schüßler das *Gesetz des Minimums.* Es besagt, dass ein Mineralstoffmangel in Zellen auch dann auftreten kann, wenn mit der Nahrung genügend Mineralstoffe aufgenommen werden. Schüßler führt den Mangel auf eine Verteilungsstörung (»Bewegungsstörung«) der Moleküle zurück (ein Molekül ist der kleinste Baustein chemischer Verbindungen). Als Folge können Mineralstoffe die Gewebe, in denen sie benötigt werden, nicht erreichen und bleiben im Überschuss im Blut. Von den Nieren, die für eine korrekte Zusammensetzung des Blutes sorgen, werden die ungenutzten Salze mit dem Urin wieder ausgeschieden.
Schüßlers Vermutung wurde inzwischen wissenschaftlich bestätigt: Überschüssige Mineralstoffe wie Natrium, Kalium, Kalzium scheidet der Körper über hormonale Steuerungsmechanismen vermehrt aus.

Die ersten Versuche mit aufbereiteten Salzen waren erfolgreich

Schüßler zog als Homöopath daraus sein eigenes Fazit: Wenn die Mineralsalze für den Menschen so wichtig sind und Krankheiten auf Zellebene entstehen, was liegt dann näher, als die Salze einzusetzen zu Heil- und Regulationsvorgängen.
Schon bald führte er an seinen Patienten die ersten Behandlungen mit homöopathisch aufbereiteten, fein aufgeschlossenen Salzen durch. Da er seine Vermutungen bestätigt sah, konnte er in den folgenden Jahrzehnten seine Therapie darauf aufbauen.

Homöopathie und Schüßler-Salze

Die Homöopathie ist eine Ende des 18. Jahrhunderts von dem deutschen Arzt Samuel Hahnemann (1755 bis 1843) entwickelte Methode, die mit hochverdünnten Arzneimitteln arbeitet und auf der Ähnlichkeitsregel basiert: *»Ähnliches möge mit Ähnlichem geheilt werden«* – ein Stoff, der beim Gesunden bestimmte Symptome auslöst, wird zur Heilung eben dieser Symptome beim Kranken eingesetzt.
Dazu wird der Ausgangsstoff, die Ursubstanz (Pflanzen, Tiere und Mineralien), verdünnt: Feste Ursubstanzen wie Salze werden mit Milch-

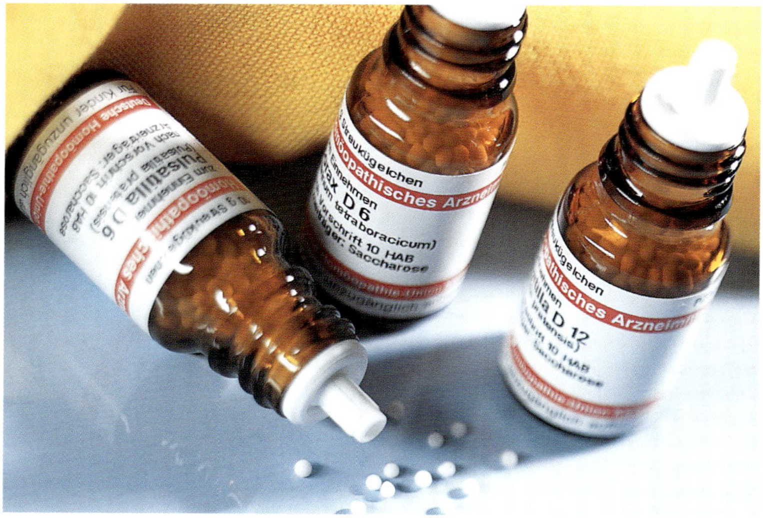

Homöopathische Globuli in verschiedenen Potenzen.

zucker in einem Mörser rhythmisch verrieben, flüssige Ursubstanzen mit Alkohol/Wasser rhythmisch verschüttelt. Diesen Vorgang nennt man »Potenzierung«.

Der Begriff »Potenz« (lateinisch *potentia:* Vermögen, Kraft) bezeichnet in der Homöopathie den Grad der Verdünnung eines homöopathischen Arzneimittels.

Da nach Hahnemann die Arzneiwirkung mit zunehmender Verdünnung stärker wird, nannte er den Herstellungsvorgang auch »Dynamisierung«.

Die Potenzierung

Dezimal-Potenzen auch für Schüßler-Salze

Für die Herstellung der Potenz D1 wird ein Teil Ursubstanz mit neun Teilen Trägerstoff (Milchzucker) oder Trägerlösung (Alkohol oder Wasser) verrieben oder verschüttelt. »D1« bedeutet, dass im dezimalen Verhältnis (also 1:10) vermischt wurde.

Die D1-Potenz enthält demnach ein Zehntel der Ursubstanz, die D2-Potenz (der Verdünnungsvorgang wird zweimal durchgeführt) ein Hundertstel der Ursubstanz.

Schüßler-Salze werden wie homöopathische Mittel aufbereitet, deshalb sind auch hier Dezimal-Potenzen gebräuchlich.

Regelpotenzen der Schüßler-Salze

Schüßler hat für seine elf Funktionsmittel Regelpotenzen festgelegt. Nur wenn es die Krankheitssymptome des Patienten erfordern, können höhere oder tiefere Potenzen verordnet werden.
Schüßler arbeitete zunächst mit zwölf Funktionsmitteln, verwarf aber eines wieder, weil sich dafür keine typischen Merkmale erkennen lassen. Dasselbe gilt für die zwölf Ergänzungsmittel.

Beim Kauf der Salze die Regelpotenzen angeben

Die Funktionsmittel mit ihren Regelpotenzen

Calcium fluoratum D12 (Nr. 1)
Calcium phosphoricum D6 (Nr. 2)
Ferrum phosphoricum D12 (Nr. 3)
Kalium chloratum D6 (Nr. 4)
Kalium phosphoricum D6 (Nr. 5)
Kalium sulfuricum D6 (Nr. 6)
Magnesium phosphoricum D6 (Nr. 7)
Natrium chloratum D6 (Nr. 8)
Natrium phosphoricum D6 (Nr. 9)
Natrium sulfuricum D6 (Nr. 10)
Silicea D12 (Nr. 11)

Schüßler-Salze und -Salben, erhältlich in der Apotheke.

Biochemische Salben, biochemische Seife

Neben der innerlichen Einnahme von Schüßler-Salzen erwies sich auch die äußerliche Anwendung als effektiv und unterstützend. Aus Breiumschlägen mit zerstoßenen und mit Wasser vermengten Tabletten sind schließlich die biochemischen Salben entstanden. Zur allgemeinen Hautpflege wurde Mitte des vergangenen Jahrhunderts eine biochemische Seife entwickelt. Da es keinen Hersteller mehr dafür gibt, beschreibe ich Ihnen, wie Sie eine biochemische Pflegeseife selbst herstellen können (→ Seite 33).

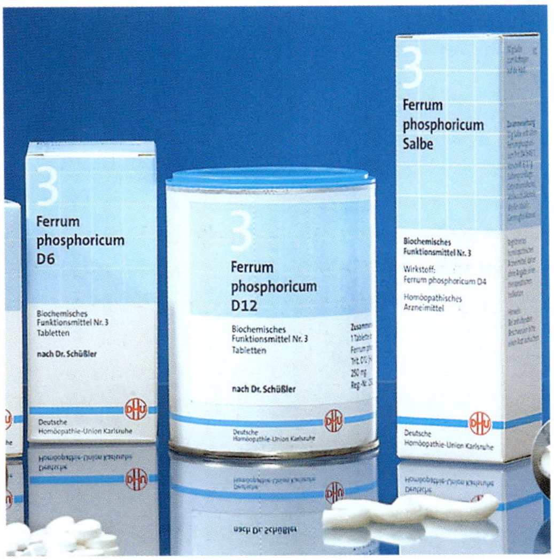

Konstitution und Konstitutionstypen

Die Erforschung des Menschen und seiner typischen Merkmale hat vielfältige Einteilungen in Konstitutionstypen hervorgebracht.

»Konstitution« – was ist das?

Konstitution und Disposition sind Begriffe, mit denen die inneren Ursachen von Erkrankungen beschrieben werden:

Konstitution: Verfassung des Organismus mit allen Merkmalen von Körper, Geist und Seele

- Unter Disposition (lateinisch *dispositio:* planmäßige Anordnung) versteht man die Veranlagung für eine bestimmte Krankheit oder ein Krankheitssyndrom, die ererbt oder im Mutterleib erworben sein können. Allergien beispielsweise sind erworbene Dispositionen.
- Unter Konstitution (lateinisch *constitutio:* Beschaffenheit) versteht man die Summe aller ererbten und erworbenen Dispositionen; sie ist die Gesamtverfassung eines Organismus.

In diesem Ratgeber geht es vor allem um die Gesamtverfassung des Menschen, also seine Konstitution, die alle körperlichen, seelischen und geistigen Merkmale beinhaltet.

Unterschiedliche Wege im Vergleich

Schon immer versuchte die Menschheit, Gesetzmäßigkeiten beim Körperbau und bei der Veranlagung zu Krankheiten zu finden, um mit ihrer Hilfe »Typen« oder »Konstitutionen« zu charakterisieren.

Altertum

Bereits im Altertum finden sich erste Hinweise auf solche Typeneinteilungen. So unterschieden die Inder zwischen schmalen (Gazelle), mittleren (Hirschkuh) und breiten Typen (Elefantenkuh).
Der griechische Arzt Hippokrates von Kos (460 bis 370 v. Chr.), der als Begründer der westlichen Medizin gilt, beschrieb zwei Körperbau- und vier Temperamentstypen:

- Körperbautypen: *habitus apoplecticus* mit Neigung zum Schlaganfall, *habitus phthisicus* mit Neigung zur Schwindsucht.
- Temperamentstypen: Sanguiniker (lateinisch *sanguis:* Blut) mit wechselnden Stimmungen; Melancholiker (griechisch *melan:* schwarz, *cholé:* Galle) mit Neigung zu Schwermut und Trübsinn, Choleriker (griechisch *cholé:* gelbe, weiße Galle) mit heftigem Willen und aufgeregtem Gemüt; Phlegmatiker (griechisch *phlegma:* Schleim) mit langsamem, gleichgültigem bis kaltblütigem, apathischem Gefühlsablauf.

Diese Lehre ist in der Medizin anerkannt

Typenlehre nach Ernst Kretschmer

Die Typenlehre des Psychiaters Ernst Kretschmer (1888 bis 1964) ist die wichtigste wissenschaftlich anerkannte Lehre.

Kretschmers Einteilung nach dem Körperbau

- Der pyknische Typ: mittelgroße gedrungene Figur, weiches breites Gesicht, Neigung zu Fettansatz am Körperstamm, kurzer, massiver Hals.
- Der athletische Typ: athletisch-muskulös, breite, ausladende Schultern, derber hoher Kopf, breiter Brustkorb, straffer Bauch, grober Knochenbau.
- Der leptosome Typ: lang, schmal, graziler Wuchs, kleiner Kopf, zurückweichendes Kinn, langer, schmaler Hals, flacher Brustkorb, schwache Muskulatur, Haltungsstörungen.

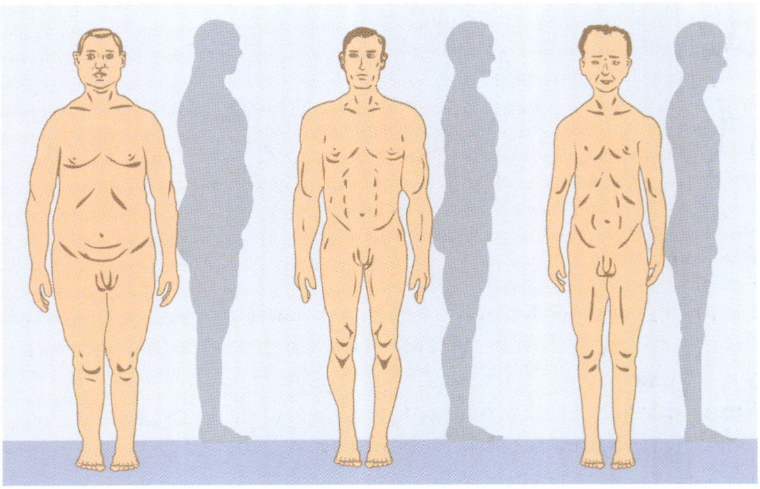

Körperbautypen nach Kretschmer.

Wichtige Konstitutionslehren

Außer Kretschmer haben sich weltweit über 30 andere Wissenschaftler mit der körperlich-konstitutionellen Typologie auseinander gesetzt. In Deutschland sind die Lehren von Aschner, Huter und Carus die bekanntesten. Andere Methoden, Menschentypen zu charakterisieren, sind etwa die Einteilungen nach der Physiognomie, nach der Irisfarbe (→ Seite 20), nach körperlichen Reaktionsweisen (schwache, normale und starke Naturen), dem Enneagramm (zum Beispiel nach Erschöpfungstypen), den zwölf Tierkreiszeichen in der Astrologie.

Weltweit gibt es über 30 Typologien

Spezielle Konstitutionstypen, die Heilmitteln zugeordnet sind, gibt es in der Homöopathie (→ diese Seite), der Anthroposophie nach Rudolf Steiner und – in der Biochemie nach Dr. Schüßler (→ Seite 21).
Für das Verständnis der Konstitutionsbehandlung in der Biochemie sind nur jene wichtig, die ich im Folgenden beschreibe.

Homöopathie

Die in der Homöopathie geltenden Konstitutionen basieren auf den wichtigsten homöopathischen Arzneien, genauer: auf ihren Arzneimittelbildern. In diesen Arzneimittelbildern sind sowohl charakterliche Eigenschaften eines Menschen beschrieben als auch immer wiederkehrende körperliche Symptome.

Der Typ ist im Arzneimittelbild beschrieben

Das Arzneimittelbild charakterisiert somit genau den Menschen, auf den dieses homöopathische Mittel passt.

Beispiel: Der Pulsatilla-Typ

Ein Patient leidet unter wechselnden Stimmungen, empfindlichen Schleimhäuten, neigt zu Schweiß und Venenproblemen, ist schnell erschöpft, sehnt sich nach frischer Luft und liebt leichte Kleidung und Bewegung. – Seine Eigenschaften und Beschwerden decken sich mit der Beschreibung im Arzneimittelbild von Pulsatilla (der Küchenschelle); es handelt sich also um den Pulsatilla-Typ.

Wie viele der über 2000 Arzneimittelbilder einen eigenen Konstitutionstypus beschreiben, ist umstritten. So stellt etwa um 1950 der Homöopath und Arzt Dr. med. Jochen Köhn fest, dass 20 homöopathische Konstitutionsmittel ausreichen, um die Grundleiden und -schwächen der Menschen zu behandeln. Erstaunlich an dieser Auswahl: 12 der 20 Mittel sind aus Metallen hergestellt, deren Salze in der Biochemie als Funktions- und Ergänzungsmittel eingesetzt werden.

Mit nur 20 Mitteln lassen sich die Grundleiden der Menschen behandeln

Körperchemie

1992 veröffentlichte der amerikanische Charakterologe Dr. Carl E. Wagner seine Ergebnisse über Charakter- und Konstitutionstypen, die er in über 30 Jahren Forschung zusammengetragen hat. Er fand dabei frühere Arbeiten des Arztes Dr. Victor Rocine (von 1908) bestätigt, in denen dieser »chemische Typen des Menschen« beschreibt. Rocine hatte durch Auswertung eines 4000 Fragen umfassenden Fragebogens bei seinen Patienten herausgefunden, dass sie 72 verschiedenen Typen zuzuordnen waren, die er mit 72 verschiedenen Diäten behandelte.
Wagner präzisierte die Arbeiten Rocines dahin gehend, dass es nur 20 Grundtypen gibt, die sich in ihrer »Körperchemie« unterscheiden lassen. Weiter können sich nach Wagner diese »Einzel-Element-Typen« auch zu »Misch-Element-Typen« überlagern, zum Beispiel die Konstitutionen der Kalzium-, Phosphor- und Kohlenstoff-Typen zur Kalzium-Phosphor-Kohlenstoff-Konstitution.

20 Grundtypen der »Körperchemie«

Zur Behandlung der konstitutionellen Schwächen empfiehlt Wagner eine Ernährung, die verstärkt die »Konstitutions-Elemente« enthält, beim Silizium-Typ etwa Haferflocken, Gerste, Reis und Alfalfa.

Typen-Zuordnung nach chemischen Elementen

In der Körperchemie werden die Konstitutionen chemischen Elementen (Metallen wie Natrium, Kalzium und Nichtmetallen wie Phosphor, Kohlenstoff) zugeordnet. Bei der Analyse des Konstitutionstyps wird nach Wagner schrittweise vorgegangen: Zunächst wird das Temperament bestimmt und einem der 20 Typen zugeordnet. Die weitere Zuordnung berücksichtigt Größe, Gewicht, Kopfform, Haut, Haare, Gesichtsprofil sowie Linien und Form der Hände.

Wagner und Rocine haben – vermutlich ohne Kenntnis der Lehre Schüßlers – festgestellt und damit bestätigt, dass die Einteilung nach Elementen ein wichtiger Aspekt in der Konstitutionsforschung ist. Und dass diese Zuordnung nach Metallen und Nichtmetallen neue Möglichkeiten einerseits des Erkennens von individuellen Stärken und Schwächen, andererseits ihrer Behandlung schafft.

Konstitutionstypen nach Metallen

Die Behandlung mit Metallen wurde schon von Paracelsus (1493 bis 1541, Naturphilosoph und Arzt, Begründer der modernen wissenschaftlichen Medizin) praktiziert. Er schrieb:

Metalle sind auch Bestandteil von Salzen

»Metalle haben eine große Übereinstimmung mit dem menschlichen Körper. Denn Kräfte, die im Metall verborgen ruhen, sind auch im Menschen. Wenn Gleiches zum Gleichen kommt und mit Verstand gebraucht wird, so wird der Natur geholfen.«

Leon Vannier (1880 bis 1963), französischer Homöopath und Begründer der Homöopathischen Laboratorien in Paris, und später die in Fachkreisen bekannte Schweizer Ärztin und Buchautorin Alla Selawry bereiteten das Wissen um diese Zusammenhänge neu auf.

Konstitutionstypen nach Metallen (nach Selawry)

- Kupfer: anmutige, feminine und phlegmatisch-sanguinische Konstitution mit einem sensiblen Nervensystem und der Disposition zu Venen- und Nierenleiden sowie Krämpfen;
- Gold: kraftvolle harmonische Konstitution und ein warmes Temperament mit Unterentwicklung und Leberschwäche, auch entzündlichen Gelenkerkrankungen;
- Eisen: maskulin muskulös-athletische Konstitution mit cholerischem Temperament und einer Veranlagung zu heftigen Entzündungen der Atemwege und Beschwerden des Galletraktes;
- Zinn: phlegmatisch-cholerische Konstitution möglicherweise mit Nervenschwäche, Erkrankungen der Bänder, Sehnen und Gelenke;
- Blei: hagere, auffallend knochige Konstitution mit melancholischem Temperament, Anfälligkeit für Krankheiten und deren Chronischwerden;
- Silber: pyknische Konstitution mit phlegmatischem Temperament, Fettsucht und Entzündungen, vor allem der Haut, auch Magersucht und Störungen des Wasserhaushalts;
- Quecksilber: sanguinisches, beschwingtes Temperament mit konstitutionellen Schwächen des Lymphsystems und Neigung zu Katarrhen und Wucherungen der Schleimhäute.

Metalle sind auch Bestandteil von Salzen – und einige der hier beschriebenen Metalle finden sich in der Biochemie als Funktions- und Ergänzungsmittel.

Konstitutionen nach F. X. Mayr

Die Typenlehre nach Franz-Xaver Mayr (1875 bis 1965) ist eine auf diagnostischen Merkmalen beruhende Konstitutionslehre, die sich hervorragend dafür eignet, Schwachpunkte des Organismus im Antlitz, in Körperhaltung und -struktur zu erkennen.
Der österreichische Arzt begründete die Mayr-Kur, eine spezielle Ernährungstherapie zur Umstimmung des Organismus (Bücher → Seite 89), die heute, vor allem in Mayr-Kliniken, immer häufiger und erfolgreich angewendet wird.
Im Laufe seiner ärztlichen Tätigkeit entwickelte Mayr eine Typologie seiner Patienten, da ihm typische Gemeinsamkeiten und Unterschiede bei körperlichen Merkmalen (vor allem Farb- und Formveränderungen im Gesicht sowie Merkmale an Zunge und Bauch) auffielen. Die körperlichen Merkmale weisen jeweils auf Organbelastungen hin.

Mayr-Einteilung nach Organbelastungen

Aufgrund ihrer Verfärbungen im Gesicht unterschied Mayr

- Magenempfindliche (blassweißliche Verfärbung),
- chronisch Darmkranke (schmutzig graue Gesichtsverfärbung),
- Menschen mit Verdauungsstörungen bei Neigung zu Darmgärung (blaurote Verfärbung),
- Menschen mit Rohkostvergärung (Blässe mit Blau-Rötung),
- Menschen mit Leberschwäche (Gelbtönung),
- Menschen mit Selbstvergiftung und Darm-Leber-Belastung (grünliche Verfärbung),
- Menschen mit Verschlackung (bräunlich-fleckige Verfärbung).

Als gesund bezeichnete Mayr eine frische Rosatönung.

Ähnliche Antlitzzeichen wie in der Biochemie

Obwohl Mayr die biochemische Antlitzdiagnostik nach Hickethier (→ Seite 21) nie erwähnt, sind die vielen Parallelen dazu und zum Wirkungsspektrum der Schüßler-Salze hoch interessant.

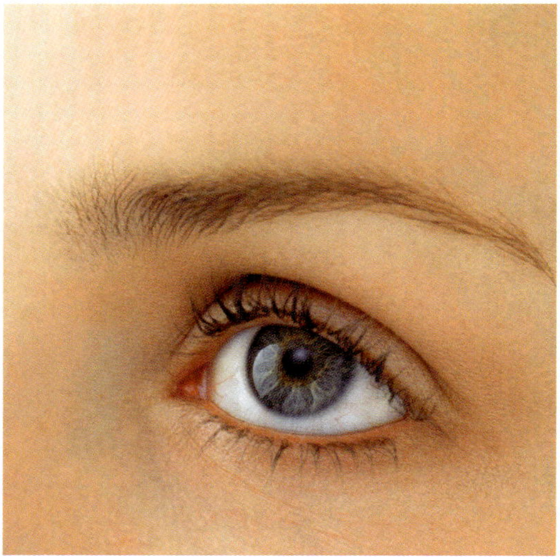

Das Auge eines Menschen sagt viel aus.

Iriskonstitutionen

Naturheilkundlich arbeitende Ärzte und Heilpraktiker können aus Farbmustern der Regenbogenhaut (Iris) des Auges die Disposition zu Krankheiten, anlagebedingte konstitutionelle Schwächen und Organstörungen erkennen. Erst nachdem sich die Irisdiagnostik durchgesetzt hatte, entstand allmählich auch die Einteilung nach Iriskonstitutionen. Wesentliches Merkmal für die Konstitutionstypen-Bestimmung aus dem Auge (Iriskonstitution) ist die Augenfarbe. Werden von einigen Autoren der Irisdiagnostik nur sieben bis neun Konstitutionstypen beschrieben, so haben andere Irisdiagnostiker das System auf über 20 Typen ausgeweitet. Zur Behandlung werden den einzelnen Typen bestimmte Heilmittel aus dem Bereich der Pflanzenheilkunde, der Homöopathie und/oder der Biochemie zugeordnet.
Interessant ist, dass sich die Iriskonstitutionen biochemischen Konstitutionsbildern zuordnen lassen.

Irisdiagnostik: Unterschiede in der Augenfarbe

Ähnlichkeit mit den Salz-Typen

Bei der Augenfarbe wird grundsätzlich zwischen blauäugigen, braunäugigen und Mischtypen unterschieden:

- Hellblaue, feinfaserige Iriden kennzeichnen den lymphatischen Typ mit Anfälligkeit für Schleimhauterkrankungen wie Katarrhen im Nasen-Rachen-Raum, den Harnwegen oder im Verdauungstrakt.
- Die kräftig dichte, braune Iris weist den hämatogenen Typ aus, seine Schwachpunkte liegen im Bereich der Leber und der Drüsen mit Neigung zu Unterfunktion.
- Die Mischkonstitution zeigt das braune Auge, bei dem eine andere Farbe durchschimmert – Menschen mit diesen Iriden zeigen Schwächen im Leber-, Galle- und Darmbereich.

Die Konstitutionstherapie der Biochemie

Die Konstitutionslehre der Biochemie ist auch entstanden auf der Basis langfristiger Beobachtung der körperlichen und seelischen Merkmale der Patienten. Schon Schüßler hat Antlitzzeichen/Signaturen als Merkmale erkannt und sie bestimmten Salzen zugeordnet.

Antlitzdiagnostik und Signaturenlehre

Entscheidend geprägt wurde die Konstitutionslehre durch die Antlitzdiagnostik, die Lehre von krankheitsbedingt auftretenden körperlichen Zeichen (Signaturen, daher der Begriff Signaturenlehre), die aufgrund eines Mineralstoffmangels im Körper entstehen können. Dazu zählen Hautveränderungen in Farbe und Struktur, wie Falten und Trockenheit; auch Haar- und Nagelveränderungen. Die Antlitzdiagnostik macht es möglich, einen Mineralstoffmangel im Gesicht zu erkennen und somit schon auf den ersten Blick einen Hinweis auf den Konstitutionstyp zu erhalten. Für das Erkennen der Konstitution sind sowohl die Antlitzzeichen als auch die körperlichen und die seelischen Merkmale wichtig; Signaturen und Konstitutionsmerkmale ergänzen einander zum Gesamtbild. Auffällige Antlitzzeichen gibt es für die Funktionsmittel; sie wurden gesammelt von Dr. h.c. Kurt Hickethier (1891 bis 1958), der die Antlitzdiagnostik aus den wenigen Angaben von Dr. Schüßler weiterentwickelt und systematisiert hat. Für die Ergänzungsmittel gibt es keine bestätigten Antlitzzeichen/Signaturen.

Antlitzzeichen geben erste Hinweise auf den Salz-Typ

Im Kapitel »Konstitutionsbehandlung« (→ Seite 40) finden Sie für je-

WICHTIG

Antlitzzeichen selbst erkennen

Die charakteristischen Signaturen, die der Mangel eines bestimmten Salzes hinterlässt, lassen sich am besten im hellen Tageslicht werten. Make-up und Cremes verfälschen das Hautbild. Mit Hilfe eines Spiegels können Sie Ihre Antlitzzeichen selbst erkennen.

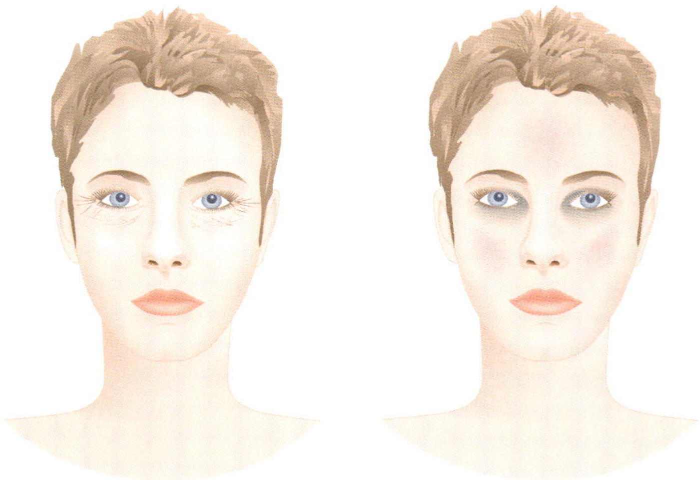

Antlitzzeichen: Silicea-Typ (links) und Ferrum phosphoricum-Typ.

Beispiele für auffällige Signaturen

- Schwaches Bindegewebe, trockene, schlaffe Haut, frühzeitige Faltenbildung und oft brüchige Fingernägel deuten auf einen chronischen Mangel an Silicea (Nr. 11).
- Schwärzliche Verfärbungen an den inneren Augenwinkeln, auch Röte von Stirn und Wangen weisen auf einen Mangel an Ferrum phosphoricum (Nr. 3) hin, auffällig oft bei beginnenden Infekten.

des der elf biochemischen Funktionsmittel eine Darstellung der zugehörigen Antlitzzeichen sowie der typischen körperlichen und seelischen Merkmale.

Die biochemische Konstitution – begründet in den Zellen

Die biochemische Konstitution eines Menschen ist begründet in den Zellen seines Körpers, also in jenen kleinsten Bausteinen des Lebens, die mit Mineralsalzen versorgt werden müssen, weil sie nur mit ihrer Hilfe funktionsfähig sind.

Dr. Paul Feichtinger, nach Schüßler einer der bedeutendsten biochemisch arbeitenden Ärzte, schreibt bereits um 1930 über diese Bausteine: »*...von deren Beschaffenheit nicht nur das äußere Ansehen und sein Eindruck auf alle unsere Sinnesorgane, sondern auch die weitere Ausstattung in der Verarbeitung organischer Formen und in dem Arbeiten der Organe sowie Gesamtlebensäußerungen abhängig sind. Der Zellcharakter scheint mithin das einzig Bestimmende auch für das Ganze, die Zellkonstitution also das Ausschlaggebende und ihre Grundlage das anorganische Gerüst für alle Lebensäußerungen*«.

Organische Schwachpunkte und demzufolge auch die Antlitzzeichen entstehen also in den Zellen.

Die sichtbaren Antlitzzeichen resultieren aus Mangelerscheinungen ganzer Zellverbände (Gewebe) von Haut- und Muskelzellen, die nicht sichtbaren Mangelzustände, die körperlichen und seelischen Merkmale, verspüren wir als Beschwerden.

Beschwerden zeigen den Mineralstoffmangel deutlich an

Biochemische Konstitutionstherapie: individuelle Behandlung

Unter biochemischer Konstitutionstherapie verstehen wir die individuelle Behandlung der konstitutionellen Schwächen, der chronischen Beschwerden eines Menschen mit Hilfe von Schüßler-Salzen. Die Konstitutionstherapie ist immer eine Langzeitbehandlung mit dem Ziel, die grundlegenden Schwächen auszugleichen. Sie unterscheidet sich

Akute Beschwerden – konstitutionelle Schwächen

Treten Antlitzzeichen vorübergehend oder bei akuten Beschwerden auf, bedeutet dies nicht, dass sich der Konstitutionstyp daraus ableiten lässt. Vielmehr müssen körperliche und seelische Merkmale immer wieder auftreten, um einem Konstitutionstyp zugeordnet werden zu können.

Akute, kurzfristig auftretende Signaturen verschwinden bei einer Behandlung relativ schnell. Chronisch gewordene Mangelzeichen dagegen, die sich über Jahre und Jahrzehnte entwickelt haben, können so stark »eingeprägt« sein, dass sie selbst mit Hilfe einer Konstitutionsbehandlung nicht immer beseitigt werden können.

von der auf akute Beschwerden zielenden Therapie mit Schüßler-Salzen dadurch, dass sie die Voraussetzung für akute Beschwerden beseitigt. Bei der Konstitutionstherapie wird das heilende Salz nach den Signaturen des chronischen Zustandes und nicht nach aktuellen Beschwerden ausgewählt.

Behandlung und Vorbeugung

Eine Konstitutionstherapie wird zum einen mit dem passenden Salz und zum anderen mit physikalischen Maßnahmen (Wasser-, Luft-, Kälte- und Wärmetherapie) durchgeführt. Auf diese Weise können ständig wiederkehrende und für einen Menschen typische akute Erkrankungen vermieden werden.

Die passende biochemische Behandlung

Die Anwendung der Schüßler-Salze richtet sich danach, ob konstitutionelle Schwächen oder akute Krankheiten zu behandeln sind:

Passende Behandlung für jeden Salz-Typ

- Dauerhafte Signaturen: Lange bestehende Signaturen zeigen an, dass der Körper ein bestimmtes Salz dringend oder dauernd braucht – ein deutlicher Hinweis auf die Konstitution, also die anlagebedingten Schwachpunkte. Hier ist die Konstitutionstherapie eine Chance, vorzubeugen und den Körper zu stärken. Die Konstitutionstherapie sollte über mehrere Wochen, auch Monate erfolgen.
- Akute Signaturen: Die Mittelwahl richtet sich nach den erst kurze Zeit bestehenden Symptomen. Dies gilt vor allem bei einem Mangel der Salze Ferrum phosphoricum (Nr. 3), Kalium chloratum (Nr. 4), Magnesium phosphoricum (Nr. 7), Natrium phosphoricum (Nr. 9), Natrium sulfuricum (Nr. 10).

Ihre biochemische Konstitutionsbehandlung

- Der Ermittlungsbogen (→ Seite 44) ermöglicht es Ihnen, Anhaltspunkte für Ihren Typ zu finden.
- Mit Hilfe der in den Beschreibungen der Konstitutionstypen (→ Seite 51 bis 83) genannten Signaturen finden Sie Ihren Konstitutionstyp.
- Die in der Beschreibung der Konstitutionstypen empfohlenen Kuren und/oder Einzelmittel sind Basis Ihrer Konstitutionsbehandlung.
- Anleitungen zur richtigen Anwendung der Salze finden Sie ebenfalls in der Typ-Beschreibung.
- Zur Unterstützung Ihrer Konstitutionsbehandlung verwenden Sie den in der Typ-Beschreibung empfohlenen Heilstein und wählen eine oder mehrere der empfohlenen Therapie-Maßnahmen aus.

Steinheilkunde und Biochemie

Bestimmte Steine werden seit Jahrhunderten in der Volksheilkunde bei körperlichen und seelischen Schwächen eingesetzt. Nach meiner Erfahrung verstärken sie die positive Wirkung der biochemischen Konstitutionsbehandlung, weshalb ich Ihnen die flankierende Anwendung von Heilsteinen besonders empfehlen möchte.
Mit dem Begriff »Heilstein« werden alle die Edelsteine, Halbedelsteine, Kristalle und einfachen Steine belegt, die eine bestätigte Heilwirkung aufweisen.

Geschichte der Steinheilkunde

Seit jeher Symbol für Wohlstand und Macht; Schutz vor Dämonen und Krankheit

Edelsteine haben die Menschen schon immer fasziniert: Sie dienten als Zahlungsmittel ebenso wie als Schmuck, waren Symbole für Wohlstand und Macht und hatten große Bedeutung in allen Religionen. Auch ihr Einsatz für Heilzwecke hat eine lange Tradition.
Chinesen sollen schon 4000 Jahre v. Chr. heilende Steine aufgelegt und eingenommen haben. Bei Römern, Indern, Ägyptern und Griechen ist von Kristallen die Rede, die vor Krankheiten und Dämonen schützen sollten, auch Indianer haben Steine in ihre Heilrituale einbezogen.
Eines der bedeutendsten Dokumente über die Heilwirkung der Steine stammt von Hildegard von Bingen (1098 bis 1179), die ihre göttlichen Eingebungen über Medizin und Naturlehre niederschreiben ließ, die Steinheilkunde aber nie selbst praktisch angewandt hat. Über 800 Jahre lang galten ihre Schriften als verschol-

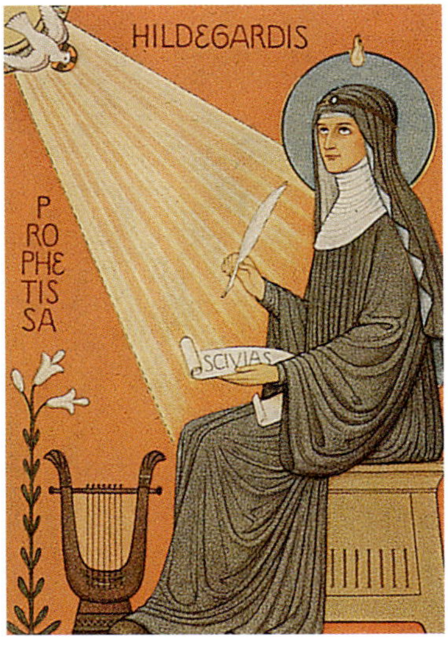

Hildegard von Bingen, Ordensfrau und Naturheilerin.

len. Als um 1980 die Hildegard-Kenner Dr. Gottfried Hertzka und Dr. Wighard Strehlow die wieder entdeckten Schriften übersetzten, konnten sie bei der praktischen Erprobung der von Hildegard beschriebenen Steine erstaunliche Erkenntnisse gewinnen.
Inzwischen sind zahlreiche Bücher über die Heilwirkung von Steinen erschienen, gelegentlich allerdings mit widersprüchlichen Aussagen. Nur wenige Autoren, zum Beispiel der Experte für Heilsteine Michael Gienger (→ Seite 89), haben sich die Mühe gemacht, die Wirkung von Steinen in Gruppen, ähnlich wie bei den homöopathischen Medikamenten, zu überprüfen. Aus sicheren Quellen überlieferte Anwendungen wurden schließlich in Fachbüchern über die Steinheilkunde zusammengefasst.

Erprobte Heilwirkung der Steine, die den Salzen ähnlich sind

Dass mit Heilsteinen eine biochemische Behandlung unterstützt werden kann, lässt sich erklären: Steine sind im Wesentlichen Mineralsalze wie die Schüßler-Salze; sie bestehen überwiegend aus denselben Elementen, wie Silizium (das Grundelement der meisten Steine), Eisen (zum Beispiel in Pyrit, Hämatit, Magnetit), Kalzium (in Apatit, Flussspat, Andradit) oder Magnesium (in Dolomit, Olivin, Pyrop), und werden bei ähnlichen konstitutionellen Schwächen empfohlen.

Wie und warum wirken Heilsteine?

Über das Wie und Warum der Wirkung von Heilsteinen ist viel spekuliert und geschrieben worden. Mit Sicherheit spielt die individuelle Schwingung des verwendeten Steins eine Rolle (→ Kasten unten). Physikalische Schwingungen lassen sich in Hertz messen; der Physiker

Auf die Schwingung kommt es an

Unter Resonanz – der Begriff stammt aus der Akustik und bedeutet »zurücktönen« – versteht man das Mitschwingen eines Resonators, der in Schwingung geraten kann, sobald eine bestimmte Frequenz ertönt, auf die er abgestimmt ist.
Auf Heilsteine übertragen bedeutet dies: Hat der Stein dieselbe Schwingung wie zum Beispiel ein Organ oder ein Mensch, kann er heilend wirken. Man kann auch von einer elektrischen Informationsübertragung der Steine auf den Menschen sprechen.

Dr. Wolfgang Ludwig schreibt, dass Steine wie jede andere Materie charakteristische Eigenfrequenzen haben. Heute wissen wir, dass bei der Heilwirkung von Steinen Resonanz-Phänomene eine Rolle spielen.
Der Physiker Peter Ferreira kam zu ähnlichen Resultaten bei der Untersuchung von Salzkristallen und stellte fest: Wenn die Schwingung eines Kristalls (ausgedrückt in der Maßeinheit Hertz) der Schwingung eines Organs entspricht, werden heilende Impulse auf das Organ übertragen. Die Beeinflussung des Körpers folgt dabei dem Prinzip *»Gleiches wird durch Gleiches geheilt«* (aus der Isopathie – hervorgegangen aus der Homöopathie, → Seite 16).

Heilende Impulse: Gleiches wird durch Gleiches geheilt

Besitzt ein Heilstein zum Beispiel die Eigenschwingung von 40 Hertz, so kann er, am Körper getragen, nach dem Resonanzprinzip die ebenfalls mit 40 Hertz schwingende Leber anregen. Da jedes Organ des Menschen eine Eigenschwingung besitzt, lässt sich für jedes auch ein passender Heilstein finden.
Heute werden geeignete Steine mit physikalischen Methoden, aber auch mit Testverfahren wie Elektroakupunktur, Mikrotest (→ Seite 86) oder dem kinesiologischen Muskeltest (→ Seite 86) ausgewählt und zur Besserung des Allgemeinbefindens getragen.
Bis heute ist leider nie untersucht worden, ob nicht auch die Schüßler-Salze durch eine spezifisch vermittelnde Schwingung wirken, also nach dem Resonanzprinzip. Es ist jedenfalls durchaus denkbar.

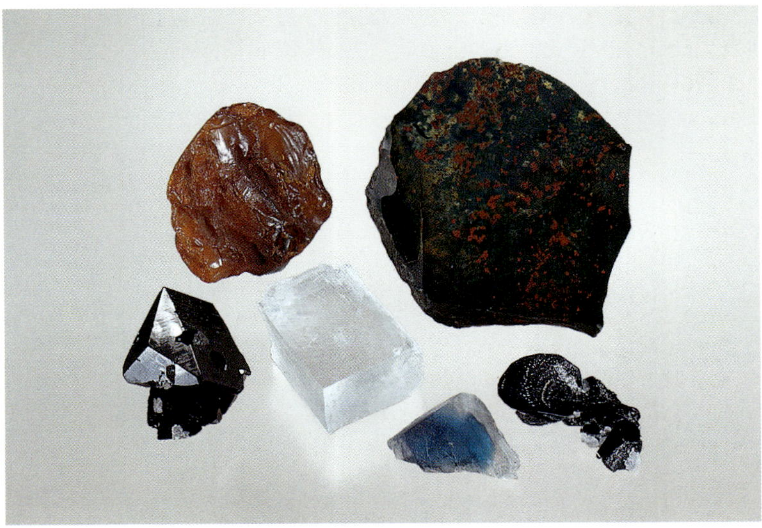

Bernstein, Turmalin, Steinsalze (blau und farblos), Hämatit und Heliotrop

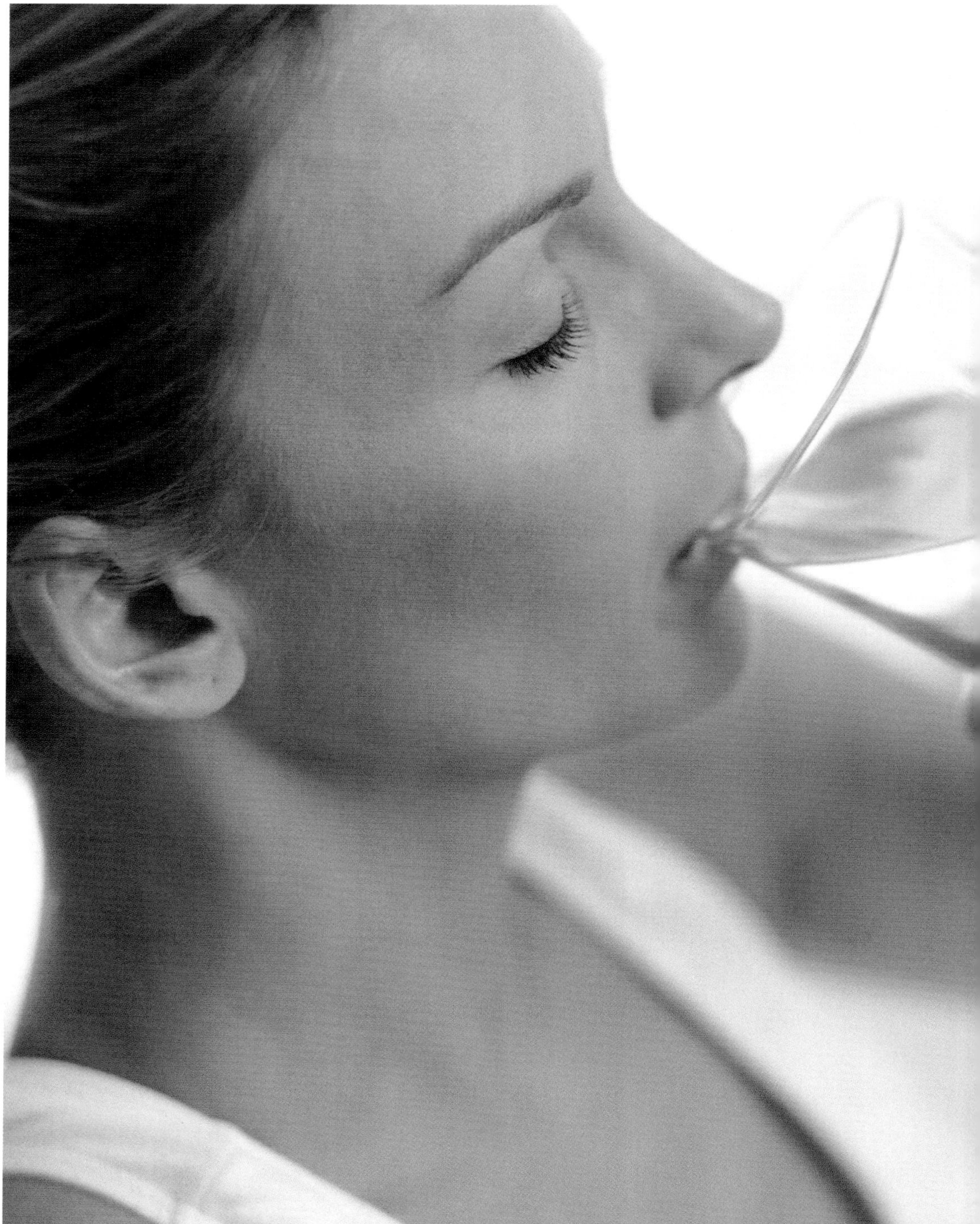

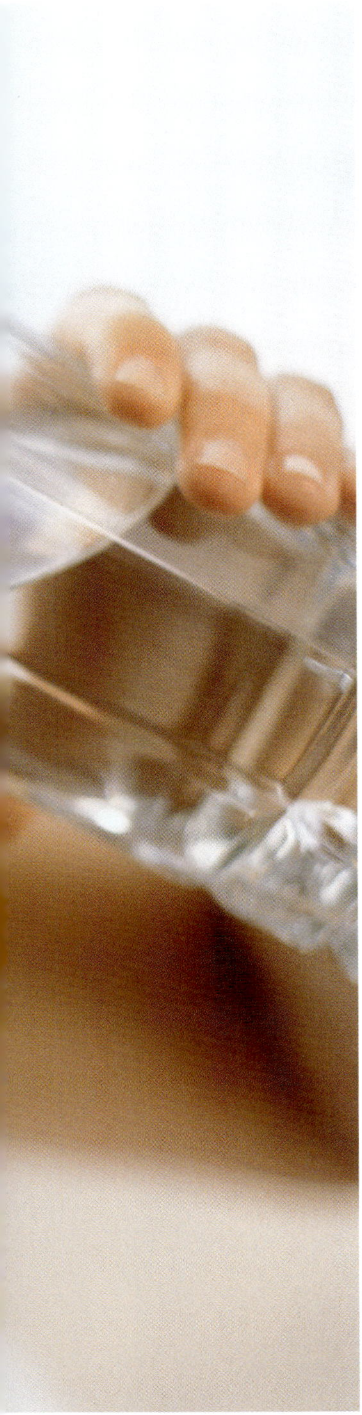

Die Selbstbehandlung

So vielfältig die Anwendungsmöglichkeiten von Schüßler-Salzen sind, so einfach sind sie auch. In diesem Kapitel erfahren Sie alles über Einnahme, Dosierung und Darreichungsformen der Mineralsalze.
Außerdem bekommen Sie bewährte Tipps für den Umgang mit Heilsteinen.
Alle Empfehlungen sind in langjähriger Praxis erprobt und bei der Selbstbehandlung schnell, unproblematisch und wirkungsvoll umzusetzen.

Dosierung der Salze

Bei der Dosierung der Salze ist zu unterscheiden, welche Behandlung durchgeführt werden soll.

Konstitutionsbehandlung

Anlagebedingte Schwächen gezielt behandeln

Sie behandeln damit anlagebedingte Schwächen, Sie beugen Krankheiten vor und verbessern Ihr tägliches Befinden. Nachdem Sie Ihren Konstitutionstyp bestimmt haben (→ Seite 42), führen Sie die Behandlung mit »Ihrem« Salz nach Anleitung durch.

Dosierung

Die Dosierung der Salze für Erwachsene, Jugendliche und Kinder ist in den Beschreibungen der Typen (→ Seite 51) angegeben. Eine Konstitutionsbehandlung von Säuglingen ist nicht möglich; bei ihnen sind noch keine typischen Merkmale zu erkennen.

Dauer

Es gibt Salze, die bei der konstitutionellen Behandlung längerfristig eingesetzt werden müssen (zum Beispiel Nr. 1, Calcium fluoratum D12 für das Skelettsystem, da der Aufbau von Knochen und Knorpel nur langsam erfolgt). Es gibt aber auch Salze, die rasch wirken (zum Beispiel Nr. 3, Ferrum phosphoricum D12 für Gedächtnis, Immunsystem), da die Regeneration mit ihrer Hilfe schnell einsetzt. Angaben zur Einnahmedauer finden Sie in den Typbeschreibungen.

Die Dauer der Kur richtet sich nach Ihrer Befindlichkeit

- Sollte nichts anderes angegeben sein, ist eine Einnahmezeit von 8, 12 oder auch 16 Wochen empfehlenswert. Die Einnahmedauer richtet sich danach, wie stark die konstitutionellen Schwächen ausgeprägt sind. Klingen die Anfälligkeiten innerhalb von 8 Wochen ab, können Sie die Behandlung vorerst beenden.
- Zeigt sich während dieser Zeit noch keine nennenswerte oder nur eine leichte Besserung, führen Sie die Behandlung bis zur zwölften oder sechzehnten Woche fort.

Wiederholung

Bestehen die anlagebedingten Schwächen weiter, ist eine Wiederholung der Kur nach einer vierwöchigen Pause jederzeit möglich.

Behandlung akuter Beschwerden

Akute Krankheiten sagen nichts über den Konstitutionstyp aus. Wenn beispielsweise ein harmloser Schnupfen mit Natrium chloratum zu behandeln ist, sind Sie deswegen noch kein Natrium-chloratum-Typ.
Das wäre nur der Fall, wenn mehrere Merkmale, zum Beispiel häufiger Schnupfen, trockene Schleimhäute, tränende Augen und Verstopfung vorlägen.

Auch im akuten Fall finden Sie Hilfe

Auch wenn dieser Ratgeber auf die Konstitutionsbehandlung abzielt, können Sie das richtige Salz für Ihre akuten Beschwerden finden: In jeder Konstitutionstyp-Beschreibung gibt es den Absatz »*Hier hilft … (Salz)*«. Darin sind die Beschwerden genannt, die Sie im akuten Fall mit dem jeweiligen Schüßler-Salz behandeln können.

Über die Einnahme

Nehmen Sie anfangs häufige Gaben des Salzes (→ Regeldosierung rechts). Die häufige Einnahme führt schnell zum Erfolg, wenn Sie gleich nach Auftreten der ersten Beschwerden (Symptome) damit beginnen. Innerhalb von ein bis zwei Stunden können die Beschwerden dann bereits abklingen.

Halten Sie sich an die Regeldosierung

Regeldosierung bei akuten Beschwerden

Erwachsene und Kinder über 12 Jahren: alle 5 bis 15 Minuten eine Tablette; Kinder unter 12 Jahren: 1/2- bis 1-stündlich eine Tablette am ersten Tag. Danach kann auf eine stündliche oder zweistündliche und vom dritten Tag an auf eine täglich dreimalige Einnahme übergegangen werden. Einnahme bis zur Beschwerdefreiheit.

Behandlung chronischer Beschwerden

Chronische Erkrankungen (zum Beispiel eine Stirnhöhlenentzündung), bei denen keine weiteren Merkmale eines Konstitutionstyps vorliegen, erfordern meist eine längere Behandlung als akute Beschwerden.

Regeldosierung bei chronischen Beschwerden

Erwachsene und Kinder über 12 Jahren: 2- bis 6-mal täglich 1 bis 2 Tabletten; Kinder unter 12 Jahren: 2- bis 4-mal täglich eine Tablette. Einnahme bis zur Beschwerdefreiheit.

Möglichkeiten der Anwendung

Die Biochemie bietet verschiedene wirkungsvolle Anwendungsmöglichkeiten der Schüßler-Salze. Hier meine Empfehlungen.

Behandlung mit Tabletten

- Schüßler-Salze in Tablettenform sollten Sie nicht schlucken, sondern langsam im Mund zergehen lassen.

Tabletten-Einnahme auf vielfältige Weise

- Sie können die Tabletten auch morgens in einem Glas mit abgekochtem Wasser auflösen und diese Lösung – über den Tag verteilt – schluckweise trinken.
- Haben Sie mehrere Salze ausgewählt – nicht mehr als drei –, nehmen Sie ein Salz im Laufe des Vormittags, eines im Laufe des Nachmittags und das dritte im Laufe des Abends.
- Für die konstitutionelle Behandlung finden Sie die Anleitungen in den Beschreibungen der Typen (→ Seite 51).
- Die »Heiße Sieben«: Für Magnesium phosphoricum (**Nr. 7**), das entkrampfende und schmerzstillende Salz der Biochemie, hat sich die Einnahme in heißem Wasser bewährt (auch mit allen anderen Salzen möglich). Die »Heiße Sieben« empfiehlt sich bei heftigen akuten Beschwerden und Schmerzen: Das heiße Wasser öffnet die Schleimhautporen schneller – es kommt zur besseren Durchblutung und rascheren Aufnahme des Salzes.

Die »Heiße Sieben«

Für Erwachsene 10 Tabletten, für Kinder 5 Tabletten in einer Tasse mit heißem Wasser auflösen. Die Lösung langsam und schluckweise trinken, jeden Schluck gut einspeicheln. Bei akuten Beschwerden wie Bauch-, Kopf-, Muskel- oder Gliederschmerzen halbstündlich wiederholen, wenn die Beschwerden sich nicht gebessert haben.

Behandlung mit Salben

Salben unterstützen die Behandlung

Diese äußerliche Anwendung hat sich bei Muskel-, Gelenk-, Haut- und Knochen-Erkrankungen bewährt. Sie trägt auch bei zur Stärkung anlagebedingter Schwächen (→ Seite 23). Bei leichten Beschwerden die Salben Nr. 1 bis Nr. 11 allein anwenden, sonst zusätzlich zur Behandlung mit Tabletten.

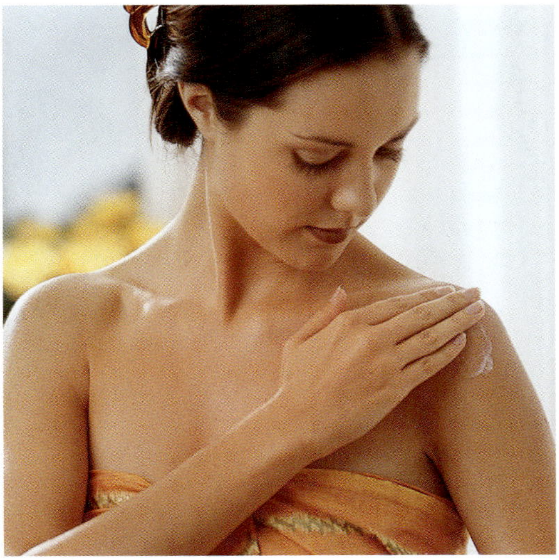

Salben regelmäßig auftragen.

Zur äußerlichen Anwendung können Sie auch Tabletten einsetzen: In wenig Wasser zu einem Brei auflösen, den Brei auf die zu behandelnde Stelle streichen oder auf Verbandmull, der fixiert wird.

Bei akuten Beschwerden

Die Salben werden bei Beginn der Beschwerden in der ersten Stunde 1/4- bis 1/2-stündlich, dann stündlich und später zwei- bis dreimal täglich aufgetragen.

Bei chronischen Beschwerden

Beste Erfolge (zum Beispiel bei Gelenkbeschwerden) verspricht ein Salbenverband. Dazu wird die Salbe ausgiebig auf die Haut aufgetragen und ein Verband angelegt. Den Verband samt Salbe einmal täglich wechseln.
Auch mehrmaliges Einreiben ist möglich.
Bei Venenproblemen sollte die Salbe nicht einmassiert oder eingerieben, sondern eingeklopft werden.

Herstellung der Seife

Für die Pflege der Haut können Sie eine Seife verwenden, die biochemische Salze enthält. Da biochemische Seifen seit etwa zehn Jahren nicht mehr im Handel sind, stellen Sie sich Ihre Seife einfach selbst her.

Das brauchen Sie

Die Herstellung der Seife ist einfach

100 Gramm Späne aus neutraler Fertigseife (gehobelt, geraspelt, zum Beispiel unparfümierte Kernseife aus pflanzlichen Ölen); 1 Esslöffel Olivenöl, 1 Esslöffel Honig, 15 Tropfen ätherisches Öl (zum Beispiel Lavendelöl), 150 bis 200 Gramm Wasser; jeweils 10 in einem Mörser pulverisierte Tabletten der Schüßler-Salze Nr. 11, Silicea D3; Nr. 1, Calcium fluoratum D6 und Nr. 6, Kalium sulfuricum D3; Seifenformen, zum Beispiel Dosendeckel, Plätzchenformen, Porzellandöschen.

So wird's gemacht

Die Seifenspäne in einen Topf geben und mit etwas Wasser verrühren – das Wasser sparsam zugeben –, auf kleiner Flamme erhitzen; regelmäßig rühren, ohne dass Schaum entsteht; das Pulver zugeben und erneut alles langsam verrühren; dann das Olivenöl zugeben.
Wenn die Masse zu fest wird, geben Sie weiteres Wasser der angegebenen Menge zu, aber immer nur sparsam.

Bitte halten Sie sich genau an diese Anleitung

Ist die Seifenmasse heiß und flüssig oder cremig geworden, den Topf vom Herd nehmen und die Seife auf 60 bis 70 °C abkühlen lassen; den Honig und das ätherische Öl zugeben und alles miteinander verrühren.
Die Seifenmasse in die leicht eingeölten Formen füllen.
Die abgekühlte Masse nach einem Tag aus der Form nehmen und 2 bis 3 Wochen lang an einen trockenen Platz stellen, so wird sie fest und kann reifen.
Mit dieser Rezeptur erhalten Sie drei bis vier mittelgroße Stücke Seife, die, täglich mehrmals benutzt, für einige Monate Hautpflege ausreichen.
Die selbst hergestellte biochemische Seife können Sie wie jede andere zur Hautreinigung und Hautpflege verwenden und bedenkenlos lange aufbewahren.

Bäder mit Schüßler-Salzen

Zur Unterstützung einer konstitutionellen Behandlung haben sich Teil- und Vollbäder mit Schüßler-Salzen sehr bewährt. Hierbei werden die Wirkstoffe der Salze dem Körper über die Haut zugeführt.

Das ansteigende Fußbad

Besonders effektive therapeutische Erfolge sind mit dem in der Temperatur ansteigenden Fußbad zu erzielen. Es verbessert die Funktionen aller Organe.

Teil- und Vollbäder sind ideal bei einer Kur

Durch die kontinuierliche Temperaturerhöhung wird der Körper veranlasst, ständig kühleres Blut an die Füße zu transportieren. So wird der Kreislauf angeregt, die kleinen Arterien (Kapillargefäße) erweitern sich, und der Stoffwechsel aller Organe nimmt zu. Fußbäder wirken außerdem schmerzlindernd, entspannen die Skelettmuskulatur, wirken entzündungshemmend und machen Sehnen und Bänder elastischer.
Empfohlen bei: Beschwerden im Verdauungstrakt; in Blase, Nieren und Beinen; bei Altersbeschwerden; Asthma, Bluthochdruck, niedrigem Blutdruck; Erkältungskrankheiten wie Mandel-, Rachen-, Stirnhöhlenkatarrh,

Vorsicht bei kranken Venen!

Schnupfen; Hauterkrankungen wie Schuppenflechte, Akne, Frostbeulen, Furunkel; Herz-Kreislauf-Erkrankungen, Durchblutungsstörungen (kalte Füße), Herzmuskelschwäche; Venenerkrankungen (nur bis zur verträglichen Temperaturhöhe, maximal 39 °C); Magen-Darm-Erkrankungen; Menstruationsstörungen; Krämpfen, Erkrankungen der Nerven wie Neuralgien; Nieren-, Blasen-, und Prostata-Erkrankungen; bei rheumatischen Erkrankungen (der Gelenke und Muskeln); bei Wirbelsäulenbeschwerden; Schlafstörungen, Nervosität und innerer Unruhe.

Das brauchen Sie

Entweder eine spezielle Fußbadewanne, in der sich die Temperatur automatisch erhöht (Bezugsadresse → Seite 90) oder eine große Schüssel, in der Ihre Füße bequem nebeneinander stehen können, und ein kleines Gefäß (Tasse).

So wird's gemacht

Schüssel mit 34 °C warmem Wasser füllen, 10 bis 20 Tabletten des ausgewählten Konstitutionsmittels zugeben.
Füße ins Wasser stellen, das bis knapp oberhalb der Knöchel reichen muss. 15 bis 20 Minuten lang jeweils 1 Tasse Wasser entnehmen und 1 Tasse mit heißem Wasser zugeben. Die Wassertemperatur mithilfe eines Badethermometers kontrollieren; sie muss um etwa 0,5 °C pro Minute langsam bis auf 45 °C steigen.
Die Temperatur nur so lange steigern, wie es erträglich ist.
Nach dem Bad die Füße abfrottieren, zur Hautpflege entweder die Salbe Nr. 1 oder die Salbe Nr. 11 auftragen, etwas nachruhen.

Hautpflege nach dem Bad nicht vergessen

Anwendung

Das Bad 5 Tage lang einmal täglich durchführen, danach 2 Tage Pause – diesen Rhythmus setzen Sie bis zur Besserung der Beschwerden fort.

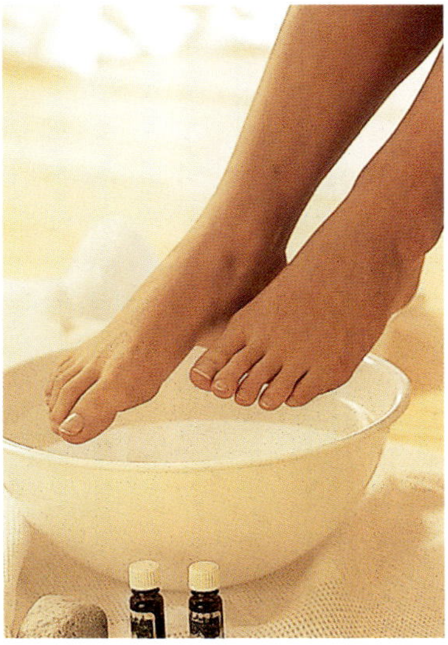

Besonders wirkungsvoll ist das Fußbad.

Vollbäder

Beim Vollbad – als heißes oder als warmes Bad durchgeführt – taucht der ganze Körper bis zum Hals ins Wasser. 15 bis 30 Tabletten des Konstitutionsmittels ins Wasser geben oder in einer Tasse mit kochendem Wasser auflösen und den Sud in der Wanne verteilen. Alternativ ist auch ein Halb- oder Zweidrittelbad möglich.

Warme Bäder

Bäder mit einer Temperatur zwischen 36 und 38 °C sind Reinigungs- und Wohlfühlbäder, sie sind für den Körper ein mittelstarker Reiz. Badedauer nicht länger als 15 bis 20 Minuten. Nach dem Bad: kalter kurzer Guss oder kalte Ganzwaschung.

Wohlfühlbäder: Wassertemperatur 36 bis 38 °C

Die Wirkung: Die körperliche Beweglichkeit verbessert sich, es tritt eine deutliche Entspannung der Muskeln ein, der Austausch des Blutes über die Lungen wird erhöht, die Harnausscheidung nimmt zu, die Filtrationsrate in den Nierenkanälchen (Glomeruli) steigt, und der Sauerstoffverbrauch sinkt. Warme Bäder fördern das Wohlbefinden.
Empfohlen bei: Schlafstörungen, Reizbarkeit, Nervosität, Hauterkrankungen. Auch zur Stimulierung des Immunsystems.

Heiße Bäder

Wassertemperaturen über 38 °C wirken aktivierend auf das Herz-Kreislauf-System und schweißtreibend.
Der Effekt dieser Bäder: Wird die Haut erhitzt, dehnen sich die unter der Haut gelegenen Arterien aus, das Blut fließt langsamer, während mehr Blut die äußeren Hautbereiche durchfließt – dadurch kommt es zur Rötung. Bleibt die Hitze bestehen, kommt es zum Schwitzen.

Heilbäder: Wassertemperatur über 38 °C

Heiße Bäder beruhigen allgemein und stimulieren die Ausscheidung von Hormonen. Über die geöffneten Hautporen kann der Körper die Schüßler-Salze optimal aufnehmen.

So wird's gemacht

Beginnen Sie mit einer Wassertemperatur von 38 °C und steigern Sie langsam bis auf über 40 °C (warmes Wasser zufließen lassen). 3 bis 10 Minuten Badedauer sind ausreichend (je heißer das Bad, desto kürzer die Badedauer); zu langes Baden belastet den Kreislauf. Eine kühle Abwaschung nach dem Bad ist empfehlenswert.
Empfohlen bei: rheumatischen Beschwerden, Muskelschwäche, Kreislaufschwäche und chronischen Schmerzen.

Häufige Fragen

Es gibt einige Fragen, die im Zusammenhang mit der Einnahme der biochemischen Konstitutionsmittel immer wieder gestellt werden.

Neben- oder Wechselwirkungen?

Schüßler-Salze sind Heilmittel ohne Nebenwirkungen

Bei der Behandlung mit Schüßler-Salzen wurden bislang keine Nebenwirkungen festgestellt, es kam auch nicht zu Erstverschlimmerungen, wie sie aus der Homöopathie bekannt sind. Werden allerdings ungewöhnlich viele Tabletten innerhalb kurzer Zeit eingenommen (30 oder mehr Tabletten), kann der in den Tabletten als Trägerstoff enthaltene Milchzucker abführend wirken. Wurde ein falsches Mittel gewählt, passiert nichts, aber es bessert sich auch nichts. Wechselwirkungen mit anderen Medikamenten gibt es nicht.

Einschränkungen bei der Einnahme?

Nierenkranke: Die in diesem Ratgeber beschriebenen Dosierungen und die Einnahme der Salze in den Regelpotenzen ist auch für Nierenkranke geeignet, die gemäß schulmedizinischer Meinung grobstoffliche Mineralsalze nicht nehmen dürfen; Schüßler-Salze kann ihnen ein Therapeut ohne weiteres verschreiben.

Diabetiker-Information: 1 Tablette à 250 mg = 0,021 BE (Broteinheiten), 48 Tabletten = 1 BE.

Allergiker sollten Ihren Therapeuten fragen

Allergiker (Allergie auf Milchzucker, Weizenstärke und andere Hilfsstoffe) sollten sich bei ihrem Arzt oder Heilpraktiker informieren, ob sie die Salze, in denen Milchzucker als Trägermittel enthalten ist, bedenkenlos einnehmen können.

Laktose-Intoleranz-Patienten sollten »Cocktails«, also Kombinationen mehrerer in Wasser gelöster Salze, nicht einnehmen und die »Heiße Sieben« (→ Seite 32) nicht mehrere Male nacheinander anwenden. Tabletten, die man einzeln und in Abständen von Minuten oder Stunden im Mund zergehen lässt, verursachen keine Beschwerden, da die Laktose-Intoleranz-Reaktion erst im Dünndarm zustande kommt.

Schüßler-Salze als Globuli oder Tropfen

Wichtig: Wer auf Milchzucker empfindlich reagiert, kann die Schüßler-Salze als Globuli (Streukügelchen aus Rohrzucker) oder als alkoholische Tropfen einnehmen. In der Apotheke dann aber nicht das Schüßler-Salz als Tropfen oder Globuli verlangen, sondern zum Beispiel Ferrum phosphoricum D12, Dilution (Tropfen) oder Globuli bestellen. Dies sind homöopathische Einzelzubereitungen (etwas teurer als Tabletten), sie enthalten die gleiche Menge des Salzes wie die Tabletten.

Kinder, Alkoholempfindliche: Die homöopathischen Tropfen enthalten Alkohol, kommen also für Kinder und Menschen, die Alkohol nicht vertragen, als Ersatz für die Tabletten nicht infrage.

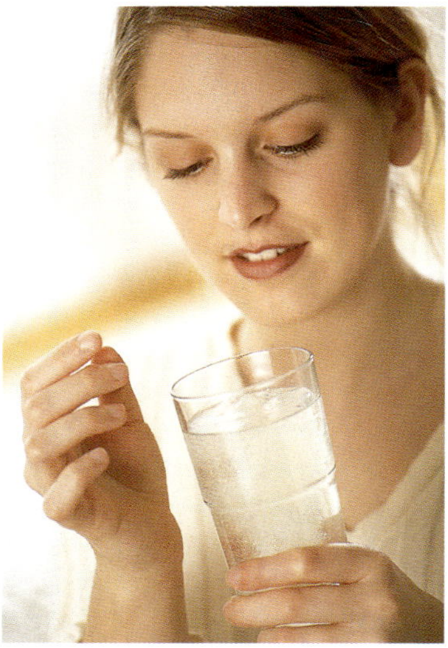

Vorsicht bei Milchzuckerunverträglichkeit.

Schwangere können die in diesem Ratgeber empfohlenen Schüßler-Salze in ihren Regelpotenzen nach der Regeldosierung und der in den Empfehlungen für den Konstitutionstyp angegebenen Dosierung bedenkenlos einnehmen.

Wo sind Salze und Salben erhältlich?

In Deutschland werden Schüßler-Salze und -Salben nur in Apotheken verkauft. Sind sie nicht vorrätig, können sie innerhalb eines Tages über den Apothekengroßhandel besorgt werden.

Nummer und Potenz beim Kauf angeben

Verlangen Sie in der Apotheke zum Beispiel »Calcium fluoratum D12, Biochemie Nr. 1 nach Dr. Schüßler«; oder bei der Salbe »Calcium fluoratum Salbe, Biochemie nach Dr. Schüßler« – dann erhalten Sie auf jeden Fall das richtige Mittel.

In Österreich und der Schweiz gibt es die Schüßler-Salze von verschiedenen Herstellern in Reformhäusern und Drogerien. Wichtig ist, die entsprechende Potenz anzugeben, da die Salze üblicherweise in drei Potenzen zur Verfügung stehen. Die Regelpotenzen (→ Seite 13) sind die von Schüßler am häufigsten verordneten. Salben gibt es nur in einer Potenz.

Heilsteine und ihre Anwendung

Heilsteine (→ Seite 25) verstärken die heilenden Effekte von Schüßler-Salzen sowohl im seelischen als auch im körperlichen Bereich, da sie Heilblockaden lösen. Sie können auf verschiedene Weise angewandt werden:

- Bei Hildegard von Bingen finden sich die Hinweise, den Stein der Sonne auszusetzen und ihn dann, erwärmt, auf die Körperstelle zu legen, die behandelt werden soll; oder den Stein in Wein zu erwärmen und den Wein anschließend zu trinken.
- Die gebräuchlichste Anwendung: den Stein wie einen Anhänger an Kette oder Lederbändchen um den Hals hängen, so dass er der Haut aufliegt.
- Natürlich kann man ihn auch – ohne Vorbereitung –, zum Beispiel bei Kopfschmerzen, einfach für einige Minuten auf die schmerzende Körperstelle legen.

Heilsteine lösen Heilblockaden

Die Konstitutionssteine

Im Kapitel »Konstitutionsbehandlung« (→ Seite 41) ist für jeden der elf Konstitutionstypen ein Stein benannt. Jeder »Konstitutionsstein« enthält das im zugehörigen Schüßler-Salz enthaltene Metall besonders konzentriert und weist gemäß der Steinheilkunde Parallelen zur Wirkung des Schüßler-Salzes auf. Die ausgewählten Steine haben sich bei den anlagebedingten Schwächen und Beschwerden des Konstitutionstyps am besten bewährt.

Empfohlen sind die Steine, die sich am besten bewährt haben

Reinigung und Pflege der Steine

Heilsteine nehmen Ausscheidungen und Schwingungen des Körpers auf, deshalb müssen sie in Abständen von 1 bis 3 Wochen regelmäßig für einige Minuten unter fließendes kaltes Wasser (optimal ist Quellwasser) gehalten und so gereinigt werden. Danach werden sie für einige Stunden in die Sonne gelegt, um sie energetisch aufzuladen.

Wo sind die Steine erhältlich?

Heilsteine erhalten Sie in Stein-Fachgeschäften, aber auch in Naturkost- und Esoterik-Läden.

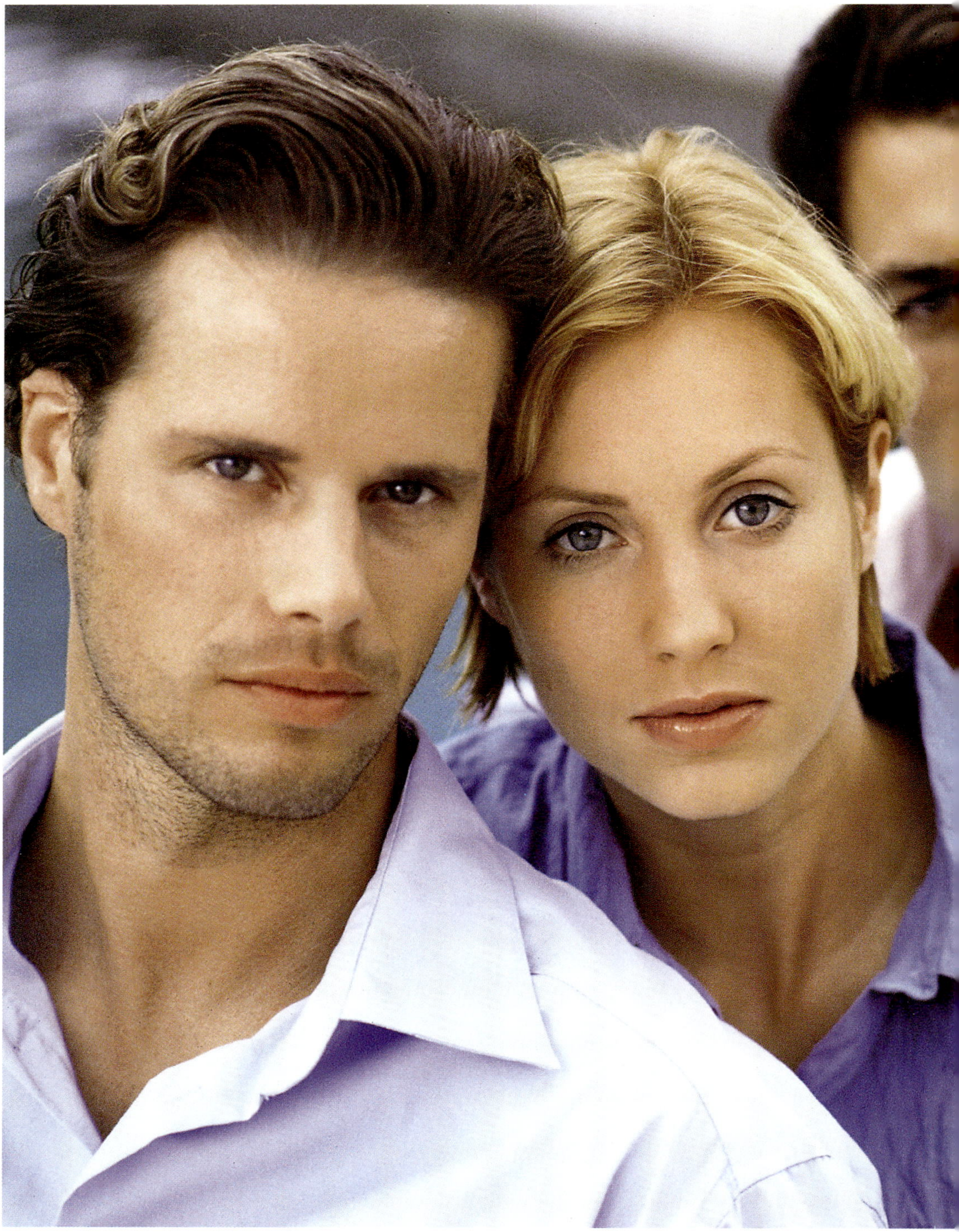

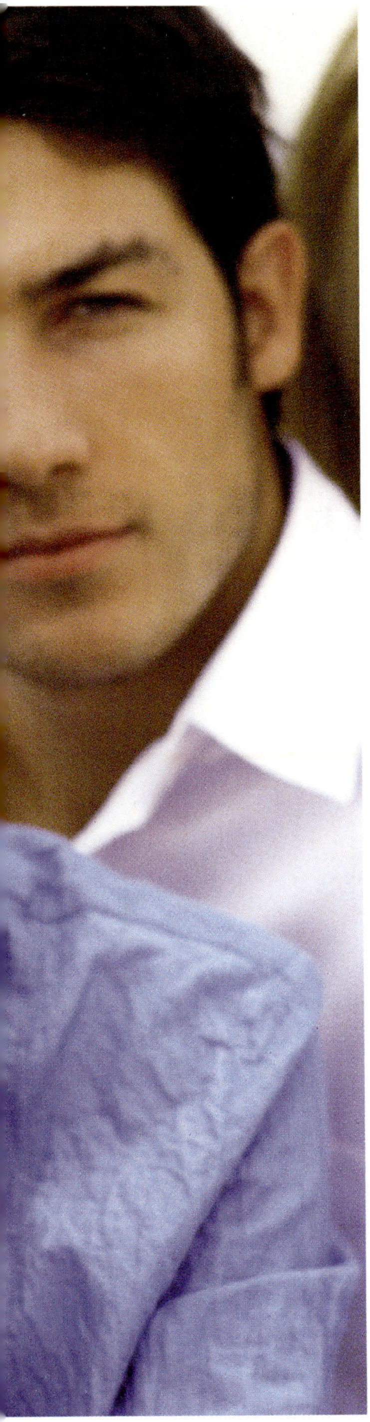

Konstitutions-behandlung

Jeder Konstitutionstyp zeichnet sich aus durch eine Reihe von körperlichen und seelischen Eigenschaften. Bei den Schüßler-Typen spielen bestimmte Merkmale im Gesicht eine besonders große Rolle, die Antlitzzeichen (Signaturen).
Wie Sie Ihren Typ oder den Ihrer Freunde oder Familienangehörigen erkennen können? Ganz einfach: Ein Ermittlungsbogen führt Sie zu den Salzen, die infrage kommen. Bei den ausführlichen Typbeschreibungen mit Zeichnungen der Signaturen finden Sie dann genaue Informationen über das jeweilige Salz und die passende Konstitutionsbehandlung.

Elf Konstitutionstypen, die Behandlung

- In den Beschreibungen der elf Konstitutionstypen sind die körperlichen und die seelischen Merkmale sowie Antlitzzeichen (Signaturen) benannt.

Alles, was Sie für die Kuren wissen müssen, finden Sie in den Steckbriefen

- Für die Konstitutionsbehandlung ist die Dosierung der Salze angegeben. Wenn Sie in der Beschreibung keine Anweisung finden, richten Sie sich nach der Regeldosierung (→ Seite 31).
- Als besonders erfolgreich haben sich die Konstitutionskuren und die zusätzliche Anwendung eines Heilsteins erwiesen. Wissenswertes dazu finden Sie in den Beschreibungen.
- Unter dem Stichwort »*Wirkung im Körper*« ist die Wirkung von Salz und Salbe beschrieben.
- Unter dem Stichwort »*Was dem (...)-Typ noch hilft*« finden Sie Empfehlungen für ergänzende Therapie-Maßnahmen, die Sie selbst oder mit Hilfe Ihres Therapeuten durchführen.

Hilfe bei akuten und chronischen Beschwerden

Die unter dem Stichwort: »*Hier hilft ...*« beschriebenen Heilwirkungen gelten für akute und chronische Beschwerden – zum einen beim Konstitutionstyp, zum anderen bei den Menschen, die keinem Konstitutionstyp zugeordnet werden können. (Dosierung und Dauer der Behandlung → Seite 31).

Den Konstitutionstyp bestimmen

Die einfachste und schnellste Möglichkeit zur Bestimmung bietet Ihnen der Ermittlungsbogen mit den Hauptmerkmalen der elf Konstitutionstypen (→ Seite 44).
Nehmen Sie sich Zeit für die Bestimmung, gehen Sie bitte chronologisch vor – so, wie im Folgenden empfohlen.

Ihren Typ können Sie selbst bestimmen

- Antlitzzeichen: Mithilfe eines Spiegels (→ Seite 22) prüfen Sie, ob Veränderungen von Farbe und Form oder andere Zeichen im Gesicht zu erkennen sind. Notieren Sie die Auffälligkeiten.
- Gibt es besondere körperliche Merkmale – zum Beispiel häufige Nagelveränderungen, vermehrte Hornhaut, Haltungsschäden und -schwäche, Warzen, Störungen des Haarwachstums oder der Wundheilung bei empfindlicher

Haut; trockene Haut oder trockene Augenbindehäute, tränende Augen bei Wind, Kälteempfindlichkeit?
Notieren Sie die Auffälligkeiten.

Notieren Sie alle Auffälligkeiten

- Gibt es immer wiederkehrende körperliche Symptome, die auf Störungen von Organfunktionen hinweisen, zum Beispiel Magen-Darm-Störungen, Kopfschmerzen, Muskelverspannung und -krämpfe, Erkältungen?
Notieren Sie die Auffälligkeiten.
- Gibt es besondere seelische Merkmale wie häufige Verstimmungen, Lustlosigkeit, Ängste, Schreckhaftigkeit, Weinerlichkeit, Mattigkeit?
Notieren Sie die Auffälligkeiten.
- Suchen Sie im Ermittlungsbogen mit den Hauptmerkmalen aller Salze nach Ihren Auffälligkeiten. Kreuzen Sie Übereinstimmungen bei »Ja« an.
- Lesen Sie in der Beschreibung des Salzes nach, das Sie mit den meisten Ja-Punkten bewertet haben; vergleichen Sie Ihre Auffälligkeiten mit den dort aufgeführten. Bei weiteren Übereinstimmungen verkörpern Sie diesen Konstitutionstyp und können mit der Behandlung beginnen.
- Falls mehrere Salze zu Ihnen passen, gehören Sie einer Mischkonstitution an. Nehmen Sie die Salze (nicht mehr als drei!), die Sie mit ähnlicher oder gleicher Punktzahl bewertet haben.

Die Konstitution anderer Menschen erkennen

- In der Regel sind bei Kindern die Konstitutionsmerkmale, vor allem körperliche und seelische Auffälligkeiten, noch nicht so stark ausgeprägt wie bei Erwachsenen, dennoch lässt sich eine Bestimmung vornehmen.
Gehen Sie nach meinen Empfehlungen vor (→ Seite 42).
- Es ist oft einfacher, bei anderen Menschen die Konstitution zu erkennen als bei sich selbst, weil man sie unbefangen ermittelt und sich nicht von eigenen, möglicherweise gerade bestehenden Beschwerden leiten lässt.
Gehen Sie nach meinen Empfehlungen vor (→ Seite 42).

Antlitzzeichen lassen sich am besten im Spiegel bei Tageslicht erkennen.

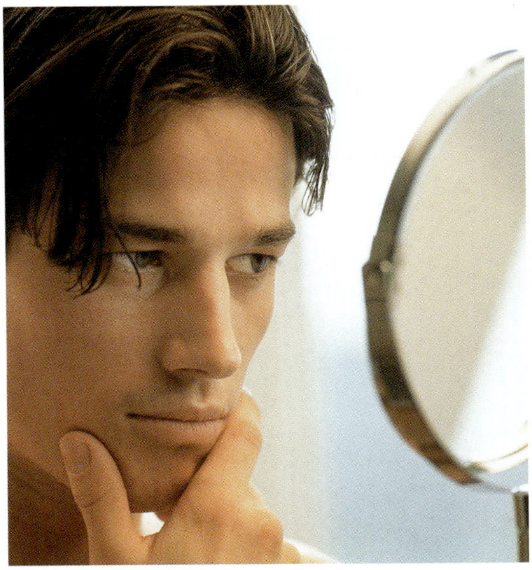

Körperliche Merkmale von A–Z

Beschwerden/Zeichen	Salz	Ja
Bänder und Sehnen		
➤ Schwäche, Haltungsschäden, Spreiz- und Senkfuß	Calcium fluoratum Nr. 1, Seite 51	
➤ Entzündungen	Ferrum phosphoricum Nr. 3, Seite 57	
Blase-Nieren		
➤ immer wieder entzündet	Natrium phosphoricum Nr. 9, Seite 75	
Darm		
➤ Darmfäulnis, unangenehm riechender Stuhl	Kalium phosphoricum Nr. 5, Seite 63	
➤ Verdauungsstörungen, schlechte Fettverdauung	Natrium phosphoricum Nr. 8, Seite 75	
➤ Durchfall, Verstopfung, Blähungen	Natrium sulfuricum Nr. 10, Seite 78	
Fingernägel		
➤ Quer- und Längsrillen	Ferrum phosphoricum Nr. 3, Seite 57	
Finger- und Zehennägel		
➤ brüchig, instabil, wachstumsgestört	Silicea Nr. 11, Seite 81	
➤ Nagelpilze	Calcium fluoratum Nr. 1, Seite 51	
➤ Längs- und Querrillen an den Fingernägeln	Ferrum phosphoricum Nr. 3, Seite 57	
Flüssigkeitshaushalt		
➤ gestört, zu viel Ausscheidung, zu wenig (Tränenfluss, trockene Augen, Sekretfluss Nase)	Natrium chloratum Nr. 8, Seite 72	
Gelenke		
➤ Harnsäureablagerungen, Gichtknoten	Natrium phosphoricum Nr. 9, Seite 75	

Körperliche Merkmale von A–Z

Beschwerden/Zeichen	Salz	Ja
➤ Gelenkknacken	Natrium chloratum Nr. 8, Seite 72	
➤ Gelenkbeschwerden (Arthrose)	Silicea Nr. 11, Seite 81	
Haare		
➤ struppig, trocken, spröde	Ferrum phosphoricum Nr. 3, Seite 57	
➤ Haarwachstumsstörungen, Haarausfall	Silicea Nr. 11, Seite 81	
➤ kreisrunder Haarausfall	Kalium phosphoricum Nr. 5, Seite 63	
Hände, Füsse		
➤ chronisch kalt	Natrium chloratum Nr. 8, Seite 72	
Haut		
➤ schlaff, faltig, vor allem am Bauch	Calcium fluoratum Nr. 1, Seite 51	
➤ blaue Flecken (Hämatome), Neigung dazu	Silicea Nr. 11, Seite 81	
➤ faltig, vorzeitige Alterserscheinungen	Silicea Nr. 11, Seite 81	
➤ Glasurglanz, »Liftinghaut«	Silicea Nr. 11, Seite 81	
➤ großporig, Cellulite	Natrium chloratum Nr. 8, Seite 72	
➤ hart, wie gegerbt, Schrunden, Hornhaut, harte Warzen	Calcium fluoratum Nr. 1, Seite 51	
➤ schuppt ab	Kalium sulfuricum Nr. 6, Seite 66	
➤ Schwangerschaftsstreifen	Calcium fluoratum Nr. 1, Seite 51	
➤ Warzen an den Händen	Kalium chloratum Nr. 4, Seite 60	
➤ welk, schlaff, trocken, Krähenfüße	Silicea Nr. 11, Seite 81	
Immunsystem		
➤ geschwächt, häufig erkältet	Ferrum phosphoricum Nr. 3, Seite 57	

Körperliche Merkmale von A–Z

Beschwerden/Zeichen	Salz	Ja
Knochen		
➤ schwach mit Haltungsschwäche	Silicea Nr. 11, Seite 81	
➤ Neigung zu Brüchen, Haltungsschaden	Calcium phosphoricum Nr. 2, Seite 54	
Körperbau		
➤ zartgliedrig	Calcium phosphoricum Nr. 2, Seite 54	
Magen, Speiseröhre		
➤ empfindlich, gereizt	Kalium chloratum Nr. 4, Seite 60	
➤ Sodbrennen	Natrium phosphoricum Nr. 9, Seite 75	
Muskeln		
➤ Hartspann, Verspannung	Magnesium phosphoricum Nr. 7, Seite 69	
➤ Krämpfe, Neigung dazu	Magnesium phosphoricum Nr. 7, Seite 69	
➤ Schwäche von Muskeln (zum Beispiel Blase, After)	Kalium phosphoricum Nr. 5, Seite 63	
Nase		
➤ Polypenbildung	Calcium phosphoricum Nr. 2, Seite 54	
Schleimhäute		
➤ empfindlich, Neigung zu Entzündungen	Kalium chloratum Nr. 4, Seite 60	
➤ Katarrhe, häufig mit gelblichem Auswurf	Kalium sulfuricum Nr. 6, Seite 66	
➤ Mundschleimhautgeschwüre (Aphthen)	Kalium chloratum Nr. 4, Seite 60	
➤ trocken	Natrium chloratum Nr. 8, Seite 72	

Körperliche Merkmale von A–Z

Beschwerden/Zeichen	Salz	Ja
Schmerzen		
➤ durch Bewegung schlimmer	Ferrum phosphoricum Nr. 3, Seite 57	
➤ durch Wärme und Druck besser	Magnesium phosphoricum Nr. 7, Seite 69	
➤ durch Kälte besser	Ferrum phosphoricum Nr. 3, Seite 57	
➤ in warmen Räumen besser	Kalium sulfuricum Nr. 6, Seite 66	
Schwäche		
➤ nach Krankheiten, allgemeine Mattigkeit	Calcium phosphoricum Nr. 2, Seite 54	
Venen		
➤ Mastdarmvenen erweitert (Hämorrhoidenknötchen)	Calcium fluoratum Nr. 1, Seite 51	
➤ Krampfadern, Besenreiser	Calcium fluoratum Nr. 1, Seite 51	
Verlangen		
➤ nach Salz	Natrium chloratum Nr. 8, Seite 72	
➤ nach frischer, kühler Luft	Kalium sulfuricum Nr. 6, Seite 66	
Verschlimmerung von Beschwerden		
➤ bei feuchtkalter Witterung	Natrium sulfuricum Nr. 10, Seite 78	
Wundheilung		
➤ schlechte, verzögerte	Silicea Nr. 11, Seite 81	
Zahnfleisch		
➤ blass	Calcium phosphoricum Nr. 2, Seite 54	
Zähne		
➤ Neigung zu Karies, langsame Zahnbildung	Calcium fluoratum Nr. 1, Seite 51	
➤ Kariesneigung, lockere Zähne	Kalium phosphoricum Nr. 5, Seite 63	

Seelische Merkmale von A–Z

Beschwerden/Zeichen	Salz	Ja
➤ Ängstlichkeit, Platzangst, schreckhaft	Silicea Nr. 11, Seite 81	
➤ empfindlich, schreckhaft, eigensinnig	Calcium phosphoricum Nr. 2, Seite 54 Natrium phosphoricum Nr. 9, Seite 75	
➤ furchtsam, erschrickt bei Kleinigkeiten	Magnesium phosphoricum Nr. 7, Seite 69	
➤ hektisch, unruhig, kann nicht abschalten	Calcium fluoratum Nr. 1, Seite 51	
➤ lustlos	Ferrum phosphoricum Nr. 3, Seite 57 Natrium chloratum Nr. 8, Seite 72 Natrium phosphoricum Nr. 9, Seite 75	
➤ nervös, überempfindlich, gereizt	Kalium chloratum Nr. 4, Seite 60	
➤ Pflichtbewusstsein, ausgeprägtes	Kalium chloratum Nr. 4, Seite 60	
➤ Selbstmitleid	Calcium fluoratum Nr. 1, Seite 51	
➤ Unruhe, innere	Kalium phosphoricum Nr. 5, Seite 63 Kalium sulfuricum Nr. 6, Seite 66 Natrium chloratum Nr. 8, Seite 72 Natrium sulfuricum Nr. 10, Seite 78	
➤ Verstimmungszustände, Melancholie	Silicea Nr. 11, Seite 81	
➤ wankelmütig	Natrium chloratum Nr. 8, Seite 72	
➤ Weinen, Neigung dazu	Natrium chloratum Nr. 8, Seite 72	

Antlitzzeichen/Signaturen von A–Z

Beschwerden/Zeichen	Salz	Ja
Augenregion		
➤ Quer- und Längsfalten (Würfelfalten)	Calcium fluoratum Nr. 1, Seite 51	
➤ dunkle Verfärbung am inneren Augenwinkel	Ferrum phosphoricum Nr. 3, Seite 57	
➤ Lider schmierig glänzend	Natrium chloratum Nr. 8, Seite 72	
Gesicht		
➤ Altersflecken, braungelbe Flecken um Mund und Nase	Kalium sulfuricum Nr. 6, Seite 66	
➤ aufgedunsen, wässrig	Natrium sulfuricum Nr. 10, Seite 78	
➤ blass, bleich, »Wachsgesicht«, vor allem Stirn, Nasenwurzel	Calcium phosphoricum Nr. 2, Seite 54	
➤ fettiger Glanz, Nase, ganzes Gesicht, Mitesser	Natrium phosphoricum Nr. 9, Seite 75	
➤ milchig bläulich, »Augenbrille«	Kalium chloratum Nr. 4, Seite 60	
➤ gelblich/bräunlich, ockerfarben	Kalium sulfuricum Nr. 6, Seite 66	
➤ gräulich, schmutzig	Kalium phosphoricum Nr. 5, Seite 63	
➤ grünlich gelbe Flecken, vorwiegend Stirn	Natrium sulfuricum Nr. 10, Seite 78	
➤ münzgroße Rötungen neben Nasenflügeln, errötet schnell	Magnesium phosphoricum Nr. 7, Seite 69	
➤ Rötung an Stirn, Wangen	Ferrum phosphoricum Nr. 3, Seite 57	
➤ Röte, aggressiv rote Nase	Natrium sulfuricum Nr. 10, Seite 78	
➤ Hängebacken, fettig	Natrium phosphoricum Nr. 9, Seite 75	
➤ Hängebacken, schwammig	Natrium chloratum Nr. 8, Seite 72	

Antlitzzeichen/Signaturen von A–Z

Beschwerden/Zeichen	Salz	Ja
Zunge		
➤ feucht, goldgelb	Natrium phosphoricum Nr. 9, Seite 75	
➤ gelb-schleimig belegt	Kalium sulfuricum Nr. 6, Seite 66	
➤ hart und rissig	Calcium fluoratum Nr. 1, Seite 51	
➤ Belag weißlich, pelzig, süßlicher Geschmack	Calcium phosphoricum Nr. 2, Seite 54	
➤ rein, spiegelglatt, auch leicht gerötet	Ferrum phosphoricum Nr. 3, Seite 57	
➤ rein, auch gelblicher Glanz	Magnesium phosphoricum Nr. 7, Seite 69	
➤ trocken, auch feuchte Zunge	Natrium chloratum Nr. 8, Seite 72	
➤ senffarben, fauliger Geschmack	Kalium phosphoricum Nr. 5, Seite 63	
➤ schmutzig, bräunlich/grünlich	Natrium sulfuricum Nr. 10, Seite 78	
➤ trocken	Silicea Nr. 11, Seite 81	
➤ weiß belegt	Kalium chloratum Nr. 4, Seite 60	

Der Calcium-fluoratum-Typ –

schwache Bänder, schwache Sehnen, schwache Gelenke

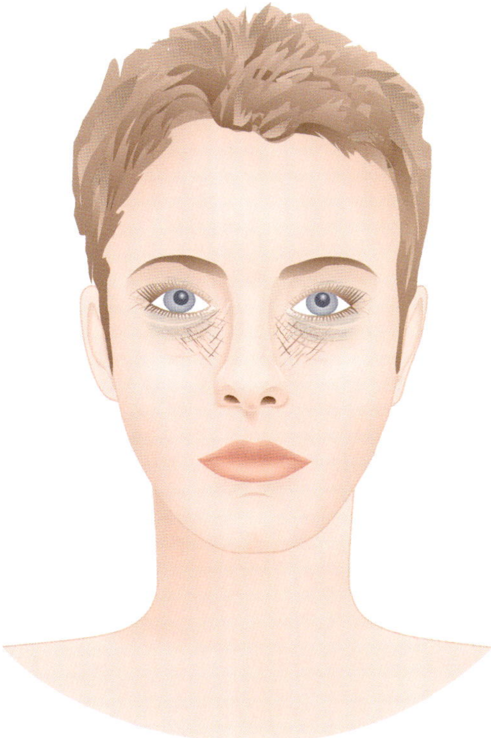

Typisch: Würfelfalten unter den Augen

Konstitutionstyp

Körperliche Merkmale: Dieser Salztyp zeigt eine Bänder- und Sehnenschwäche, was immer wieder zu Verletzungen bei Sport oder anderer körperlicher Belastung führen kann. Auch Knochendefekte wie Verformungen bei Haltungsschäden und -schwäche können auftreten.

Der Zahnschmelz bildet sich nur ungenügend, und bei schlechter Mundhygiene und dem häufigen Verzehr von Süßigkeiten besteht eine Neigung zu Zahn- und Zahnschmelzdefekten sowie lockeren Zähnen.

Lockere Zähne, schwaches Gewebe

Das Gewebe, vor allem am Bauch, ist eher schlaff als kräftig. Bei Bewegungsmangel, einseitiger Ernährung mit wenig Vitalstoffen und sitzender Lebensweise besteht Neigung zu Hämorrhoiden. Die Haut kann anfällig sein für Schrundenbildung, auch übermäßige, harte Warzen deuten auf einen Mangel an Kalziumfluorid.

Ängstlich, depressiv, innere Unruhe

Seelische Merkmale: Verliert die Lust an Unternehmungen, Gefühl innerer Unruhe, ängstlich depressive Stimmung, Angst vor der Bewältigung des Tages.

Mangelzeichen im Antlitz und am Körper: Spontan auffällig ist eine erschlaffte Haut im Gesicht, verformte Fingernägel (auch bei Silicea-Mangel, → Seite 81), Karies, übermäßige Hornhaut, Spreiz- und Senkfuß, Venenerschlaffung (Krampfadern, Besenreiser, Hämorrhoiden), rissige und harte, wie gegerbt wirkende Haut. Auch die Zunge kann hart und rissig sein.

Bleiben Schwangerschaftsstreifen bestehen, und verlieren die Zähne nach der Schwangerschaft ihren Halt, kann dies auch auf einen Mangel an Calcium fluoratum hindeuten.

Im Gesicht fallen kleine Quer- und Längsfalten (Würfelfalten) unter dem Auge (zur Nase hin), auch am Unterlid auf. Oft ist die Haut darunter bläulich- oder schwärzlichrot. Auch an den Oberlidern kann eine feine Fältelung auftreten.

Dosierung: 3 bis 6 Monate lang 2-mal täglich 1 Tablette Calcium fluoratum, Kinder und Jugendliche 1 Tablette täglich. Dabei sollten Sie die Potenz variieren: Jeweils 4 Wochen die D3, die D6 und die D12.

Konstitutionskur zur Stärkung von Bändern, Sehnen und Gelenken

Die Wirkung von Calcium fluoratum wird unterstützt durch Silicea, das Bänder, Sehnen, Gelenke und Haut ebenfalls kräftigt: Zusätzlich zu Calcium fluoratum abends vor dem Schlafengehen 3 bis 5 Tabletten Silicea D3 in heißem Wasser auflösen, langsam trinken, jeden Schluck gut einspeicheln.

Unterstützung durch Silicea D3

Einmal wöchentlich ein ansteigendes Fußbad (→ Seite 34) mit je 5 Tabletten der beiden Salze fördert den Kurerfolg.

Nr. 1: Calcium fluoratum D12 – Wirkung im Körper

Kalziumfluorid (Calcium fluoratum) ist wichtig für den Aufbau von Knochen, Bändern, Sehnen, Zähnen und Nägeln. Fehlt es im Körper oder gelangen die Kalziumfluorid-Ionen nicht dorthin, wo sie wirken sollen, kann dies einerseits zu Gewebeverhärtung (zum Beispiel Hornhaut) führen, andererseits zu Gewebeerschlaffung (Falten, Organsenkung).

Hier hilft Calcium fluoratum

Festigt Haut, Bänder, Gelenke und Zahnschmelz

Calcium fluoratum stabilisiert Haut, Bänder, Blutgefäße, Gelenke und den Zahnschmelz. Deshalb hilft es bei Falten, Schwangerschaftsstreifen, Hauterschlaffung, Hämorrhoiden, Pilzbefall der Zehen- und Fußnägel, zur Vorbeugung gegen Karies, bei übermäßiger Hornhaut, unschönen Narben, Hautschrunden, Schuppenflechte, harten Warzen.

Calcium-fluoratum-Salbe – allgemeine Wirkung

Anwendung bei: Gelenkerkrankung wie Arthrose; Analekzem, schmerzhaften erbsengroßen Hämorrhoidenknötchen; verhärteten Brustdrüsen nach Entzündung; Nagelwachstumsstörungen und -mykosen (Nagelpilze); übermäßiger Hornhautbildung; harten Warzen; Hautrissen und -schrunden, Falten, Schuppenflechte, Cortison- und Schwangerschaftsstreifen; verhärteten Narben.

Heilstein für den Calcium-fluoratum-Typ

Der Fluorit enthält Kalziumfluorid und einige andere Elemente und ist als Flussspat schon seit dem 18. Jahrhundert bekannt.

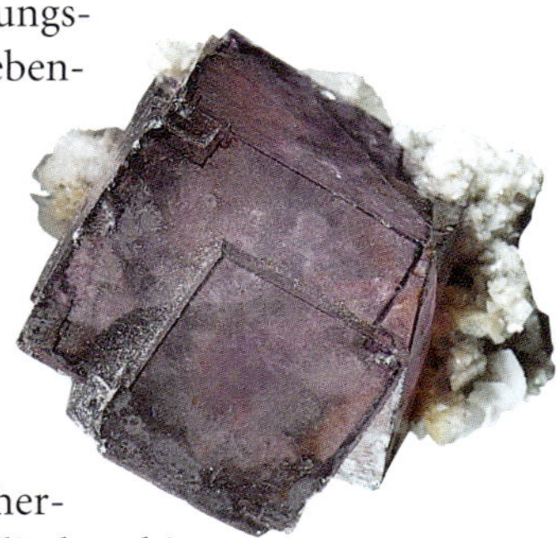

Fluorit stärkt Knochen und Zähne und ist bei Haltungsschäden hilfreich, ebenso bei Verhärtungen, wie sie bei entarteten Gelenken vorkommen (Arthrose). Psychisch soll Fluorit den Zugang zum Unterbewusstsein herstellen, er wirkt seelisch stabilisierend und stärkt das Selbstvertrauen.

Fluorit = Flussspat

Was dem Calcium-fluoratum-Typ noch hilft

Für Gelenke, Sehnen, Bänder und Muskulatur sind Haltungskorrekturen nach Alexander (→ Seite 84), Bewegung, Wassergymnastik und Sport sehr zu empfehlen.
Auch Schröpfkopfbehandlungen (→ Seite 87) des Rückens oder, bei Baucherschlaffung, des Bauches, Bürstenmassagen, heiße Vollbäder mit Schüßler-Salzen oder ansteigende Fußbäder (→ Seite 34) und eine vitalstoffreiche Ernährung kräftigen Muskeln, Bänder und Gelenke. Mit Hilfe der Hochfrequenztherapie (Iontophorese → Seite 86) können die Salben auch in die Haut eingeschleust werden.
Zur Hautpflege ist die biochemische Pflegeseife sehr zu empfehlen (→ Seite 33).

Der Calcium-phosphoricum-Typ –

blass und körperlich schwach

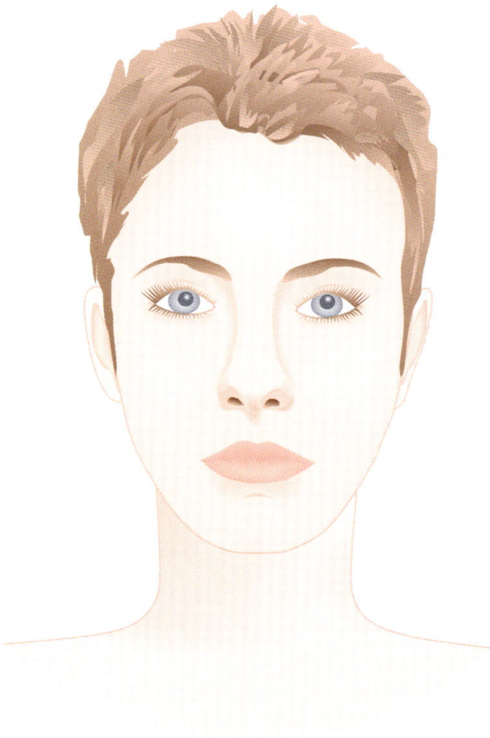

Typisch: »Wachsgesicht«, blass, behäbig

Konstitutionstyp

Körperliche Merkmale: Dieser Typ fällt dadurch auf, dass die Regeneration nach Krankheiten gestört ist, er sich zum Beispiel Wochen nach einer Erkältung noch müde und schlapp fühlt; Reparatur- und Heilungsvorgänge an Schleimhäuten und entzündeten Organen können bei ihm besonders lange dauern.

Gesicht und Zahnfleisch können blass aussehen. Dieser Konstitutionstyp neigt zu Polypen in der Nase, nervösen Hörstörungen, ständigem Kältegefühl, schwachen Knochen mit der Tendenz zu Knochenbrüchen.

Bei Kindern erfolgt die Zahnbildung zu langsam, auch die Knochenbildung ist gestört, was zu Verkrümmungen an den Gliedmaßen oder der Wirbelsäule

Polypen in der Nase, Kältegefühl, schwache Knochen

führen kann. Besteht ein Verlangen nach Kalk (früher kauten die Kinder in der Schule an der Kreide), ist dies auf jeden Fall ein Hinweis auf einen Mangel an Calcium phosphoricum.

Ängstlich, erschrickt leicht

Seelische Merkmale: Ängstlich, furchtsam, ungeduldig, erschrickt schon bei Kleinigkeiten.

Mangelzeichen im Antlitz und am Körper: Bei einem Mangel an Calcium phosphoricum wirkt der Betroffene blass und käsig, er fühlt sich matt und schwach. Kinder und Jugendliche wirken auch oft zartgliedrig, sind hoch gewachsen und schlank.

Es besteht die Tendenz zu Karies. Die blässliche Verfärbung im Gesicht, vor allem an Stirn, Nasenwurzel, Nasenflügel, Ohren, wird auch als »Wachsgesicht« bezeichnet (wie eine Wachspuppe).

Der Zungenbelag kann bei Calcium-phosphoricum-Mangel weiß-pelzig sein, ein süßlicher Ekel erregender Geschmack ist möglich.

Dosierung: Erwachsene und Jugendliche 2-mal täglich 2 Tabletten, Kinder täglich 1 bis 2 Tabletten Calcium phosphoricum D6, 4 bis 8 Wochen lang; Besteht die anlagebedingte Schwäche weiter, ist eine Wiederholung der Kur nach einer vierwöchigen Pause möglich. Die Einnahmedauer richtet sich nach dem Grad der Erschöpfung und Schwäche.

Konstitutionskur zur allgemeinen Stärkung

Bei Wirbelsäulenerkrankungen (auffällig durch Haltungsschäden) ist es empfehlenswert, Calcium fluoratum und Calcium phosphoricum im Wechsel zu verabreichen; 3 Monate lang 2-mal 2 Tabletten Calcium phosphoricum und 2 Tabletten Calcium fluoratum über den Tag verteilt einnehmen.

Nr. 2: Calcium phosphoricum D6 – Wirkung im Körper

Aufbau und Bildung von Knochen und Zähnen

Kalziumphosphat (Calcium phosphoricum) braucht der Körper für Aufbau und Bildung der Knochen (Mineralisation), vor allem in der Wachstumsphase und nach Knochenbrüchen. Dieses Salz ist auch am Aufbau der Zähne beteiligt. Es wirkt bei der Blutgerinnung mit und kann eine erhöhte Blutungsneigung (zum Beispiel Nasenbluten) verringern. Kalziumphosphat benötigt der Körper auch zur Neubildung von Zellen (Regeneration) und für die Muskelaktivität.

Hier hilft Calcium phosphoricum D6

Bei körperlicher Schwäche, zum Beispiel nach überstandener

Krankheit; bei Knochenbrüchen fördert es das Zusammenwachsen der Bruchenden. Es hilft Kindern, die unter Wachstumsschmerzen leiden, fördert bei Kleinkindern den Zahndurchbruch und hilft bei erschwerter Zahnbildung mit Schmerzen und Krämpfen. Bei Muskelkrämpfen wird es gegeben und bei Menstruationskrämpfen blasser Frauen. Auch bei Kribbeln und Taubheitsgefühl in den Beinen, bei Hautjucken im Alter, Neigung zu Nasenbluten und Nervosität ist es erfolgreich.

Calcium-phosphoricum-Salbe – allgemeine Wirkung

Wachstumsschmerzen von Kindern

Anwendung bei: Weißlich gelben Ekzemen (Hautausschläge); meist nächtlichen Wachstumsschmerzen von Kindern an den Beinen; Hautjucken im Alter; Hautnarben, die nicht verhärtet sind; Wirbelsäulenbeschwerden und Knochenbrüchen.

Heilstein für den Calcium-phosphoricum-Typ

Apatit enthält viele Mineralien

Der Apatit enthält Kalzium, Fluor, Phosphor und einige andere Mineralstoffe wie Magnesium, Mangan und Silizium. Er fördert die Knochen- und Zahnbildung, unterstützt die Behandlung von Haltungsschäden sowie Gelenkbeschwerden wie Arthrose.
Im psychischen Bereich fördert er Kontaktfreudigkeit, hilft bei Erschöpfung und erleichtert die Überwindung von Kummer.

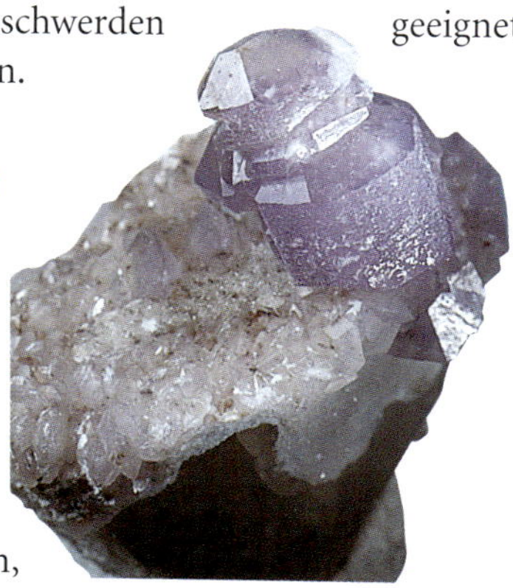

Was dem Calcium-phosphoricum-Typ noch hilft

Sportliche Bewegung wie Radfahren, Wandern oder Schwimmen, außerdem Wassertreten nach Kneipp sind ausgezeichnete Maßnahmen, um das Skelett- und Muskelsystem zu kräftigen. Eine Eigenblutbehandlung mit spagyrischen Medikamenten (→ Spagyrik Seite 87) hat sich zur allgemeinen Kräftigung für den Körper und die Blutbildung bewährt. Vitaminpräparate wie Vitamin B_1, B_2, B_6, B_{12}, Folsäure sind ebenfalls zur Unterstützung geeignet.

Der Ferrum-phosphoricum-Typ –

anfällig für Infekte

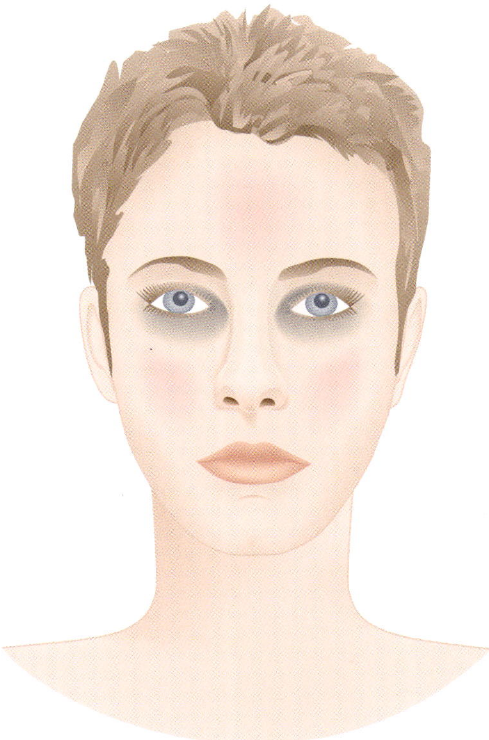

Typisch: »Ferrumschatten« an den inneren Augenwinkeln

Konstitutionstyp

Körperliche Merkmale: Dieser Typ zeichnet sich aus durch häufige Erkältungen. Auch an Sehnen, Bändern und inneren Organen können immer wieder Entzündungen auftreten. Das Immunsystem ist schwach und reagiert nicht adäquat auf Reize, die Entzündungen auslösen (Bakterien, Viren, Pilze, Hitze, Kälte, Nässe). Die Fließeigenschaften des Blutes sind schlecht (oft zu viele geformte Bestandteile), es kommt zu Rötungen (zum Beispiel am Kopf) und zu Druckgefühl, Blutandrang. Treten bei diesem Konstitutionstyp Schmerzen auf, insbesondere Rückenschmerzen, werden sie durch Bewegung schlimmer. Generell lindert Kaltes den Schmerz, ein sehr typisches Merkmal.

Kaltes lindert den Schmerz

Nervös, überempfindlich

Seelische Merkmale: Nervös und überempfindlich, Neigung zu schneller Erschöpfung.
Mangelzeichen im Antlitz und am Körper: Der »Ferrum-Schatten« ist das auffälligste Zeichen im Gesicht – eine schwärzlich bläuliche Verfärbung am inneren Augenwinkel. Die Augen wirken dadurch dunkel umrahmt, auch die Lider können dunkle Schatten zeigen. Ist der Mangel im Körper stärker, tritt zusätzlich eine leichte Rötung an Ohren, Wangen und Stirn auf. Die Zunge ist rein, spiegelglatt, manchmal auch leicht gerötet und bei Fieber trocken. Mangelzeichen sind auch struppige, trockene Haare, welke Haut, Längs- und Querrillen an den Fingernägeln.
Dosierung: Ferrum phosphoricum lindert die Schwächen dieses Typs, fördert Gedächtnis, Durchblutung und stärkt das Immunsystem. Es ist sinnvoll, eine 3-Monats-Kur zu machen; morgens nüchtern 2 Tabletten Ferrum phosphoricum, Kinder und Jugendliche morgens eine Tablette; wählen Sie für jeden Monat eine andere Potenz, beginnen Sie mit D3, dann D6, danach D12.

Konstitutionskur zur Stärkung des Immunsystems

Wenn Sie den Effekt von Ferrum phosphoricum verstärken wollen: abends vor dem Schlafengehen Magnesium phosphoricum D6, 5 Tabletten in Wasser auflösen (→ Seite 32), schluckweise trinken. Das Salz fördert die Regeneration des Körpers über Nacht, lässt Sie zur Ruhe kommen und wirkt stimulierend auf das Immunsystem.

Nr. 3: Ferrum phosphoricum D 12 – Wirkung im Körper

Eisenphosphat (Ferrum phosphoricum) unterstützt den Körper bei der Aufnahme und Ankopplung von Sauerstoff an die roten Blutkörperchen und macht ihn dadurch leistungsfähiger. Je mehr Sauerstoff der Körper aufnimmt, je mehr also in die Zellen gelangt, desto mehr Energie kann durch Nährstoffverbrennung bereitgestellt werden. Dadurch verbessert sich nicht nur die körperliche Leistungsfähigkeit, sondern auch die des Gehirns. Das Salz hilft dem Körper, seinen Eisenstoffwechsel effektiv auszuführen. Zum Beispiel erfolgt bei beginnenden Infekten durch Ferrum phosphoricum eine rasche Umverteilung des Eisens im Blut, um die Ausbreitung von Erregern zu stoppen und in der Milz die Neubildung von Fresszellen (Phagozyten, sie bekämpfen die Krankheitserreger) anzuregen.

Aufnahme und Verwertung von Sauerstoff wird verbessert

Hier hilft Ferrum phosphoricum

Abwehrschwäche und Entzündungen

Dieses Salz hilft bei Abwehrschwäche (bei häufig auftretenden Erkältungen) und allen Entzündungen (zum Beispiel der Haut, der Lippen, bei Hals-Nasen-Rachen-Katarrh), die gerade erst ausgebrochen sind; bei Störungen der Konzentration, bei zu starker Menstruation, bei Schwindel, Druckgefühl im Kopf, Magenschleimhaut-Entzündung, Heiserkeit nach Überanstrengung der Stimme, akuter Sehnenentzündung, Rückenschmerzen und akutem Durchfall.

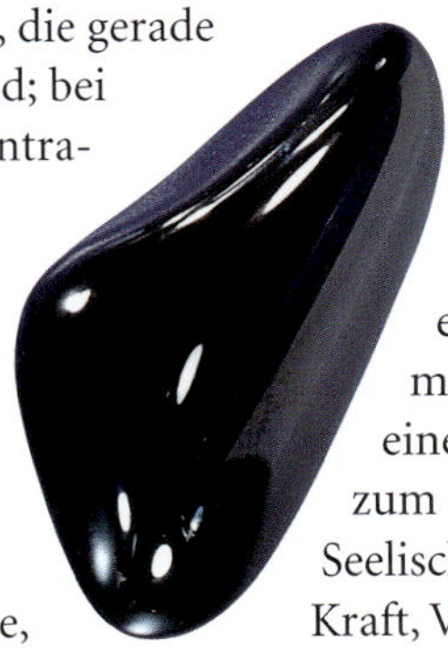

Ferrum-phosphoricum-Salbe – allgemeine Wirkung

Anwendung bei: Wirbelsäulen- und Muskelschmerzen, Hexenschuss, Nacken- und Gliederschmerzen, bei Gelenkentzündungen unterstützend zur medizinischen Behandlung; Schürf- und Schnittverletzungen; Quetschungen, Prellungen; harmlosen Insektenstichen; Verbrennung ersten Grades (leichte Verbrennung ohne Blasenbildung).

Heilstein für den Ferrum-phosphoricum-Typ

Hämatit enthält viel Eisen

Der Hämatit, ein stark eisenhaltiger Stein (ähnlich wie Magnetit und Pyrit), als Eisenerz weit verbreitet, hilft bei Blutungen, der Neigung zu Entzündungen, regt die Eisenaufnahme im Dünndarm an und fördert die Sauerstoffaufnahme der roten Blutkörperchen. Was Wirkeigenschaften und Zusammensetzung angeht, besteht eine ausgeprägte Parallelität zum Schüßler-Salz Nr. 3. Seelisch spendet der Hämatit Kraft, Vitalität und macht willensstark.

Was dem Ferrum-phosphoricum-Typ noch hilft

Ansteigende Fußbäder (→ Seite 34) unterstützen die Durchblutung des Körpers in hervorragender Weise, helfen bei Blutandrang, trainieren das Immunsystem und fördern die Sauerstoffversorgung aller Organe. Eine Eigenblut- und Eigenurin-Behandlung mit spagyrischen Medikamenten (→ Spagyrik Seite 87) lässt sich gut mit Ferrum phosphoricum kombinieren, da alle individuellen Schwächen in die Therapie einbezogen werden.

Der Kalium-chloratum-Typ –

empfindliche Schleimhäute

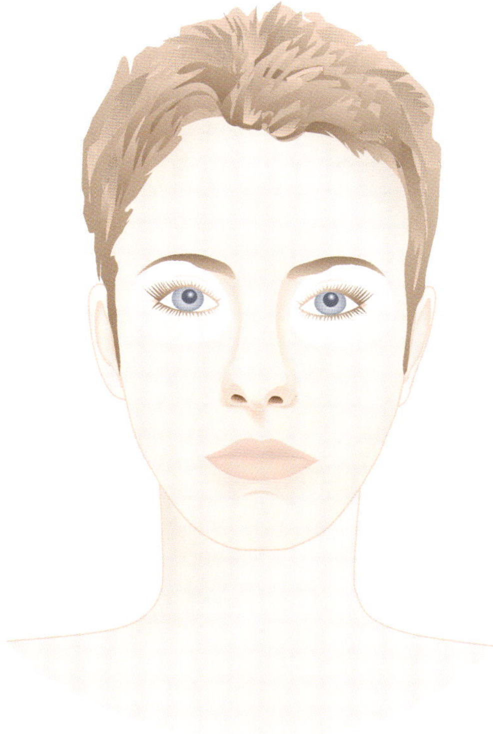

Typisch: Augenlider milchig bläulich, »Augen-brille«

Konstitutionstyp

Körperliche Merkmale: Neigung zu Schleimhautentzündungen mit empfindlichen Schleimhäuten; Kälte und Nässe können häufig zu Entzündungen führen, die sich beispielsweise als Stockschnupfen und weißliche Mundgeschwüre (Aphthen) äußern. Dieser Typ hat häufig die charakteristisch weiß belegte Zunge. Oft ist der Magen empfindlich, Wunden verheilen schlecht, und es bildet sich »wildes Fleisch« – häufig treten auch Warzen an den Händen auf. Immer wieder auftretende Aphthen sind typisch für diesen Salz-Typ. Bei Frauen zeigen sich Menstruationsprobleme, dabei ist ein charakteristischer Hinweis auf Kalium chloratum der, dass schwarzes und zähes Blut abgeht.

Aphten, Zunge weiß belegt

Sehr pflichtbewußt

Seelische Merkmale: Ausgeprägtes Pflichtbewusstsein, Selbstmitleid, verschlossen.

Mangelzeichen im Antlitz und am Körper: Ein weißlicher Auswurf, wie er bei verschiedenen Erkältungskrankheiten im Mund-Nase-Rachen-Bereich vorkommt, kann ein erstes Indiz für den Mangel an Kalium chloratum sein; das Gesicht wirkt bei Mangel milchig bläulich, blass (wie mit Milch eingerieben), an eine Alabasterstatue erinnernd. Diese Aufhellung zeigt sich vor allem an den oberen und unteren Augenlidern, sie wirken milchig (die Augen fallen bei starkem Mangel auf durch eine helle Umrandung, eine »Augenbrille« wie beim Pandabär), auch eine bläulich rötliche Verfärbung kann auftreten.

Oft werden die Beschwerden chronisch

Menschen mit starken Mangelzeichen haben oft chronische Beschwerden der Schleimhäute (Magen, Darm). Auch die Zunge kann weißlich bis weißgrau belegt sein, ist aber nicht schleimig, sondern eher »trocken« belegt.

Dosierung: In der Regel genügt die Einnahme von 4 Tabletten Kalium chloratum D6, Kinder und Jugendliche 2-mal 1 Tablette über den Tag verteilt, 4 bis 8 Wochen lang. Es ist hilfreich, alle 2 bis 4 Wochen die Potenz zu ändern, beginnend mit D3, dann D6, danach D12.

Konstitutionskur für die Schleimhäute

Soll das Immunsystem effektiv gestärkt und die Entzündungsbereitschaft des Körpers herabgesetzt werden, empfiehlt sich eine Kombination dieses Salzes mit Ferrum phosphoricum D12 und Kalium sulfuricum D6; von jedem Mittel einmal täglich 3 bis 5 Tabletten in heißem Wasser auflösen (→ Seite 32), Sie können die Tabletten auch im Mund zergehen lassen.

Nr. 4: Kalium chloratum D6 – Wirkung im Körper

Stärkt auch die Schleimhäute

Über die Nieren reguliert Kaliumchlorid (Kalium chloratum) im Körper die Ausscheidung von Wasser, unterstützt den Zucker- und Eiweißstoffwechsel und macht die Schleimhäute widerstandsfähiger gegen Entzündungen aller Art.

Kalium chloratum reguliert außerdem den Kalium-Haushalt im Körper, fördert die Bildung von Magensaft und beeinflusst damit die Verdauungsprozesse.

Hier hilft Kalium chloratum

Dieses Salz wird bei allen Entzündungen nach Ferrum phosphoricum gegeben, wenn die

Entzündungen nicht innerhalb von Stunden bis wenigen Tagen ausgeheilt sind. Vor allem hat es sich bei Entzündungen der Schleimhäute bewährt.

Zweites Mittel bei Entzündungen

Außerdem ist es angezeigt bei allen Haut- und Schleimhautentzündungen dann, wenn ein weißlicher Belag (Ablagerung) vorhanden ist.
Kalium chloratum hilft auch bei Sehnenentzündungen, Verbrennungen ersten und zweiten Grades und bei Verletzungen.

Kalium-chloratum-Salbe – allgemeine Wirkung

Anwendung bei: Gelenkschmerzen nach der Ferrum-phosphoricum-Salbe, Gelenkentzündungen; Warzen an den Händen, »wildem Fleisch« (entarteten Narben); Sehnenscheidenentzündung (nach Ferrum-phosphoricum-Salbe); auch bei Verbrennungen ohne Blasenbildung, generell bei Hautausschlägen mit weißem oder weißgrauem, mehlartigem Belag; Hautbläschen mit dick- und zähflüssigem Inhalt; außerdem bei Hautausschlägen, die nach Impfungen auftreten.

Heilstein für den Kalium-chloratum-Typ

Der Sodalith ist ein chlor- und kaliumhaltiger Stein, der bei Erkältungen im Hals-, Rachen- und Kehlkopf-Bereich hilft und sich bei langwieriger Heiserkeit bewährt hat. Chlor reguliert die Ausscheidungstätigkeit der Nieren, zusammen mit Kalium beeinflusst es den Stoffaustausch an der Zellmembran.
Seelisch fördert der Sodalith das Erkennen eigener Gefühle sowie eigener Stärken und Schwächen.

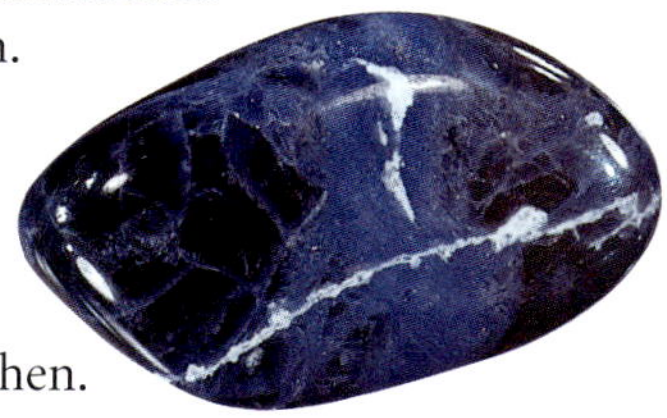

Sodalith enthält Kalium und Chlor

Was dem Kalium-chloratum-Typ noch hilft

Alle unterstützenden Anwendungen können Sie selbst durchführen. Ansteigende Fußbäder (→ Seite 34), Taulaufen, Sauna und stundenlange Spaziergänge sind geeignete Maßnahmen, um den Körper zu stärken.
Innerlich haben sich Frischpflanzensäfte (→ Pflanzensäfte Seite 87) wie Acerola und Sonnenhut sehr bewährt (jeweils 4 Wochen lang trinken).

Der Kalium-phosphoricum-Typ –

schwache Nerven

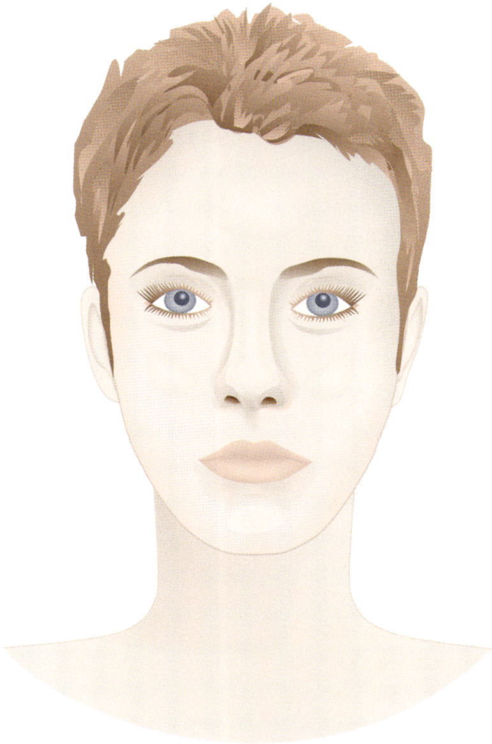

Typisch: Gesicht wie mit Asche bestrichen, Schläfen sind eingefallen

Konstitutionstyp

Körperliche Merkmale: Diese Konstitutionstypen haben Probleme mit dem Darm (Darmfäulnis, unangenehm riechende Stühle) und leiden oft unter Muskelschwäche (Blasenschließmuskel, Darmschließmuskel). Es kann Lichtscheu nach körperlicher Anstrengung auftreten, sie haben die Tendenz zu blutendem Zahnfleisch und kreisrundem Haarausfall.

Seelische Merkmale: Ängstlichkeit, Zaghaftigkeit, Schreckhaftigkeit, Platzangst und Weinerlichkeit sind Symptome, die deutlich auf den Kalium-phosphoricum-Typ hinweisen. Auch genereller Argwohn, Kummer, Heimweh, häufige Verstimmungszustände und Hypochondrie, manchmal auch die Neigung zu Hysterie,

Angst, weinerlich, schreckhaft

sind sehr auffällige Merkmale. Kalium-phosphoricum-Typen neigen zu Melancholie und zu nervösen Schlafstörungen.
Mangelzeichen im Antlitz und am Körper: Das Gesicht wirkt gräulich verfärbt, wie mit Asche bestrichen, schmutzig, wie ungewaschen; auch die unteren Lider wirken grau-schmutzig, sind fahl und blass, die Schläfen eingefallen; unangenehmer, nach Fäulnis riechender Mundgeruch, Mundhöhle und Zunge sind oft trocken (→ Natrium chloratum – allgemeine Trockenheit der Schleimhäute, Seite 72).

Mundgeruch, Zunge oft trocken

Die eingefallenen Schläfen und die gräuliche Verfärbung treten erst bei sehr starkem Mangel auf, zum Beispiel dann, wenn die Betreffenden aufgrund von Auszehrungsprozessen und Schwächegefühl bettlägerig sind.
Bei einem starken Mangel ist die Zunge senffarben belegt, und es tritt ein fauliger Geschmack im Mund auf.
Dosierung: Zur Stärkung von Psyche, Geist und Körper morgens 10 Tabletten Kalium phosphoricum D6, Kinder und Jugendliche einmal täglich 3 bis 5 Tabletten, in heißem Wasser auflösen und morgens nüchtern schluckweise trinken. Oft ist der Erfolg innerhalb von 4 Wochen zufrieden stellend, so dass die Kur beendet werden kann.

Konstitutionskur für die Psyche

Warme Vollbäder mit 10 bis 30 aufgelösten Tabletten ein- bis zweimal wöchentlich zur Stärkung der Nerven. Außerdem: Morgens 10 Tabletten Kalium phosphoricum D6, Kinder und Jugendliche einmal täglich 3 bis 5 Tabletten, in heißem Wasser auflösen, nüchtern schluckweise trinken.

Vollbäder, die drei Phosphat-Salze kombinieren

Bei allgemeiner Schwäche: Calcium phosphoricum D6, Kalium phosphoricum D6 und Magnesium phosphoricum D6 (in dieser Reihenfolge morgens, mittags, abends) als Kur zur Leistungssteigerung.

Nr. 5: Kalium phosphoricum D 6 – Wirkung im Körper

Kaliumphosphat (Kalium phosphoricum), das Nerven- und Muskelsalz, ist das wichtigste der Salze. Es ist an der Reizweiterleitung von Nerv zu Muskel in der Zelle beteiligt und an der Energiegewinnung, um diese Funktionen zu ermöglichen. Es stabilisiert die Psyche, hilft bei geistigen, körperlichen und psychischen Belastungen und nach Schock- erlebnissen. Allen Beschwerden gemeinsam: Erschöpfung und Schwäche.

Hier hilft Kalium phosphoricum

Bei Erschöpfung aller Art, bei Haarausfall

Bei körperlicher, seelischer, geistiger Erschöpfung hilft Kalium phosphoricum:
Es kann vor einer Anspannung (zum Beispiel Prüfung) oder danach eingenommen werden.
Es hilft außerdem bei leichten Depressionen, häufigem Wasserlassen infolge Schwäche des Blasenschließmuskels oder bei Durchfall infolge Schwäche des Afterschließmuskels.
Kreisrunder Haarausfall und Aufmerksamkeitsdefizitsyndrom (wenn verbunden mit Hyperaktivität: Magnesium phosphoricum) sind ebenso positiv beeinflussbar wie Neuralgien, Nervenschwäche, blutendes Zahnfleisch, Aphthen mit hellrotem Rand, Magenerschlaffung und -erweiterung, Antriebslosigkeit, Kopfschmerzen (verbunden mit Schwäche), nervös bedingter Schwindel (durch Aufregung), Darmfäulnis mit stinkenden Winden und Platzangst.

Kalium-phosphoricum-Salbe – allgemeine Wirkung

Anwendung bei: Muskelschwäche, harmloser Nesselsucht (Urticaria); Hautausschlägen mit Bläschen (Inhalt riecht übel).

Heilstein für den Kalium-phosphoricum-Typ

Der Amazonit ist ein durch Kupfer grün gefärbter Stein, der Kalium enthält und besonders entspannend und nervenstärkend wirkt. Er harmonisiert das vegetative Nervensystem und die Funktion der inneren Organe. Beschwerden, die durch Kummer entstehen, zum Beispiel Herzbeschwerden, sollen durch Amazonit, am Körper getragen, gelindert werden.

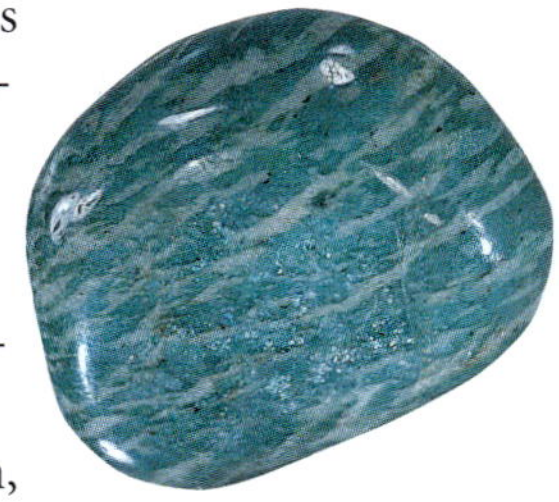

Amazonit – durch Kupfer grün gefärbt

Was dem Kalium-phosphoricum-Typ noch hilft

Zur Stabilisierung des Nervensystems sind Trinkkuren mit Johanniskraut- oder Hafersaft (→ Pflanzensäfte Seite 87) empfehlenswert – 3-mal täglich vor dem Essen 1 bis 2 Esslöffel Presssaft unverdünnt oder mit etwas Flüssigkeit einnehmen.
Auch ansteigende Fußbäder (→ Seite 34) sind hilfreich. Bach-Blüten (→ Seite 84), ausgewählt nach individuellen Schwächen und Problemen, sind ebenfalls als Ergänzung der Kur eine probate Methode, um psychisch manifestierte Grundmuster und Verhaltensweisen positiv zu beeinflussen. In meiner Praxis haben sich Mimulus und Mustard bewährt.

Der Kalium-sulfuricum-Typ –

chronisch erkältet

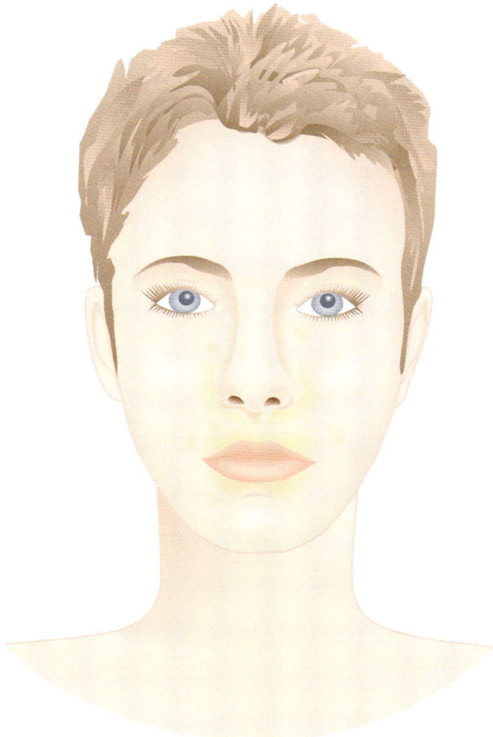

Typisch: Gesicht gelblich bräunlich, Altersflecken

Konstitutionstyp

Körperliche Merkmale: Dieser Typ neigt zu Abschuppung der Haut, bekommt häufig Katarrhe, hat eine gelblich schleimige Zunge und fröstelt oft. Schmerzen verschlimmern sich in warmen Räumen und bessern sich in frischer Luft. Erkrankungen heilen schlecht aus und drohen chronisch zu werden.

Seelische Merkmale: Dieser Typ fühlt sich matt, hat eine Tendenz zu Melancholie und fühlt sich in freier kühler Luft wohler als in geschlossenen Räumen.

Matt, fühlt sich wohler im Freien

Mangelzeichen im Antlitz und am Körper: Das Gesicht wirkt gelblich bräunlich, ockerfarben, bei starkem Mangel Altersflecken im Gesicht und auf dem Handrücken, auch die Lider wirken gelblich bräunlich; um Mund

und Nase herum können gelblich bräunliche Farbveränderungen auftreten, die bei langem Bestehen selten völlig verschwinden. Da dieses Salz chronisch-entzündliche Erkrankungen heilt (Neubildung von Haut- und Schleimhautzellen), deuten gelbliche Absonderungen (Wundsekret, Nasensekret und Schleim) auf einen Mangel an Kalium sulfuricum.
Dosierung: Kalium sulfuricum D6 8 Wochen lang 3-mal 1 Tablette über den Tag verteilt; Kinder und Jugendliche 2 Tabletten täglich.

Konstitutionskur zur Reinigung und Kräftigung von Haut und Schleimhaut

Salbe und Fußbad zum Entspannen

Bei Verdauungsstörungen und Müdigkeit Einreibungen mit der Salbe Nr. 6 unter dem rechten Rippenbogen (Leberbereich), darauf ein feuchtheißes Tuch, darüber eine Wärmflasche – das wirkt entspannend und anregend auf den Leberstoffwechsel. Auch ansteigende Fußbäder (→ Seite 34) helfen. Zur Unterstützung Natrium sulfuricum D6.
Dosierung: Im Laufe des Morgens 3 Tabletten Kalium sulfuricum D6, im Laufe des Mittags 3 Tabletten Natrium sulfuricum D6 und im Laufe des Abends 3 Tabletten Kalium sulfuricum D6 langsam im Mund zergehen lassen – Natrium sulfuricum- und Kalium-sulfuricum-Tabletten nicht zusammen einnehmen.

Nr. 6: Kalium sulfuricum D 6 – Wirkung im Körper

Für Haut und Schleimhaut, Knochen, Muskulatur und Leber

Kaliumsulfat (Kalium sulfuricum) ist in Haut, Schleimhaut, Knochen, Muskulatur, Nägeln und Leber vorhanden und fördert deren Aufbau. Es hilft dem Körper beim Eiweißstoffwechsel. Das Cystein in Haaren, Knorpelgewebe und Nägeln braucht Sulfat, damit es im Körper gebildet werden kann. Daran ist Kalium sulfuricum beteiligt. Auf die Leber wirkt dieses Salz funktionssteigernd und somit entgiftend, da es die Ausscheidung von Stoffwechselrückständen fördert. Bei Entzündungen, die nicht ausheilen, fördert Kalium sulfuricum die Ausscheidung von eitrigen Sekreten und somit die Heilung an Haut und Schleimhäuten.

Hier hilft Kalium sulfuricum

Bei allen Haut- und Schleimhaut-Erkrankungen hilft dieses Salz vor allem, wenn sie chronisch geworden sind oder der Heilprozess stagniert. Zu den Schleimhautentzündungen zählen zum Beispiel Hals-Nasen-

Wenn der Heilprozess stagniert

Rachen-Entzündungen, Magen-Darm-Entzündungen, Entzündungen der Bronchien und der Augenbindehäute. Auch wandernde rheumatische Gelenkschmerzen reagieren gut auf Kalium sulfuricum; ebenso Störungen des Nagel- und Haarwachstums, Schuppenflechte sowie Melancholie und Ängstlichkeit.

Kalium-sulfuricum-Salbe – allgemeine Wirkung

Anwendung bei: chronischem Schnupfen mit gelbem Sekret, Nagelwachstumsstörungen; allen chronischen Hauterkrankungen, schlecht heilenden Wunden; eitrigen Hautausschlägen.

Heilstein für den Kalium-sulfuricum-Typ

Der ideal zur Konstitution von Kalium sulfuricum passende Heilstein ist der schwefelhaltige Bernstein, ein fossiles Harz. (Kenner der Edelsteintherapie zählen Bernstein, obwohl kein Stein im herkömmlichen Sinn, zu den Heilsteinen.) Als ältester Heilstein der Menschen wurde er schon zur Steinzeit als Schmuck getragen und ist seit Jahrtausenden als Heilstein und Amulett bekannt.

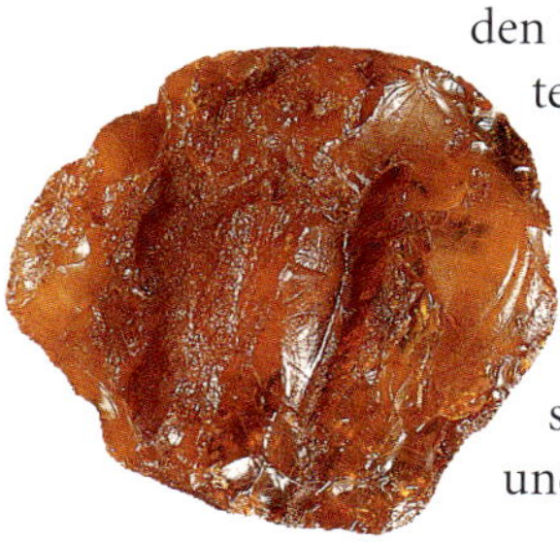

Auch Hildegard von Bingen empfiehlt, bei Magen-Darm-Beschwerden für eine Stunde einen Bernstein in Wein oder Bier zu legen und 14 Tage lang nach dem Essen von dem Getränk zu trinken. Als Anhänger auf der Haut getragen, hilft Bernstein bei stoffwechselbedingten Hauterkrankungen, Galle- und Leberbeschwerden, Gelenkbeschwerden und stärkt die Schleimhäute. Seelisch soll der Bernstein Glück und Sorglosigkeit vermitteln, friedliebend und vertrauensvoll machen sowie den Glauben an sich selbst stärken.

Bernstein ist ein schwefelhaltiges fossiles Harz

Was dem Kalium-sulfuricum-Typ noch hilft

Bitterstoffe für den Leber-Galle-Bereich zur Funktionsanregung und für den Verdauungstrakt haben sich unterstützend bewährt, um den Stoffwechsel zu fördern. Dazu eignet sich eine 6-wöchige Kur mit den Frischpflanzensäften (→ Pflanzensäfte Seite 87) aus Löwenzahn und Schwarzrettich: Von beiden Säften jeweils 2-mal täglich 1 Esslöffel vor dem Essen einnehmen, pur oder verdünnt in Flüssigkeit. Auch ansteigende Fußbäder (→ Seite 34), eine Schröpfkopfbehandlung (→ Seite 87) der Rückenzonen (Leber, Galle) verbessern Ausscheidungsvorgänge und Organfunktionen.

Der Magnesium-phosphoricum-Typ –

unruhig und zu Krämpfen neigend

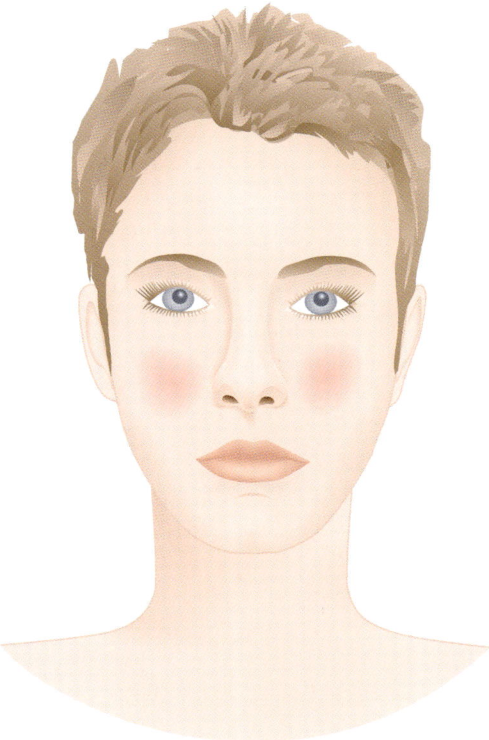

Typisch: Magnesiaröte im Gesicht, oft nach geistiger Anstrengung

Konstitutionstyp

Körperliche Merkmale: Die Neigung zu Verspannungen der Muskulatur und immer wiederkehrende Krämpfe zeichnen diesen Typ aus. Heiße Getränke lindern seine Beschwerden – ein anderes auffälliges Merkmal. Auch Schmerzen reagieren rasch auf Wärme und Druck. Charakteristisch sind Probleme im Verdauungstrakt, oft tritt Bauchgrimmen nach Mahlzeiten auf, Atemnot nach dem Essen durch Blähungen und Luftaufstoßen, bedingt durch hastiges Essen.

Seelische Merkmale: Hektisch, leidet unter Stress, innere Unruhe, zuweilen auch aggressiv Mitmenschen gegenüber. Ist dieser Typ unruhig, nervös, aufbrausend, hektisch, sind schon deutliche Indizien da, die einen Mag-

Innere Unruhe, auch aggressiv

nesium-phosphoricum-Mangel anzeigen. Nachts liegt er oft stundenlang wach, weil er seine Gedanken nicht abschalten kann.

Neigung zu Schmerzen und Krämpfen

Mangelzeichen im Antlitz und am Körper: Die Neigung zu Schmerzen, Krämpfen und zum Erröten (zarte, unechte Röte) und psychische Erregung fallen auf bei einem Mangel an Magnesium phosphoricum. Im Gesicht findet sich die typische Magnesiaröte, eine unnatürliche zarte Röte, die aussieht, als lägen zwei Münzen links und rechts neben den Nasenflügeln.

Bei Herzschwäche treten ebenfalls Rötungen (erweiterte Gefäße) über der ganzen Wange auf, die nicht ausschließlich magnesiumbedingt sind; diese Zeichen werden oft chronisch und bleiben dauerhaft.

Die Zunge ist bei Magnesium-phosphoricum-Mangel rein, also nicht belegt, oder kann leicht gelb glänzen, wobei das Zungenrot durchscheinend wirkt.

Dosierung: Magnesium phosphoricum D6 4 Wochen lang abends 10 Tabletten, Kinder und Jugendliche 5 Tabletten als »Heiße Sieben« (→ Seite 32) einnehmen.

Für mehr Gelassenheit

Diese Kur hilft, mehr Gelassenheit an den Tag zu legen, dem Stress anders zu begegnen und dem Körper nachts Gelegenheit zur Regeneration zu geben.

Magnesium ist abends für unseren Organismus besonders wichtig, da es den Körper darin unterstützt, in die Ruhe- und Schlafphase zu gelangen.

Konstitutionskur für Muskeln und Nerven

Zusammen mit Calcium phosphoricum

Neben Magnesium phosphoricum wirkt Calcium phosphoricum bei Krämpfen und übersteigerten Stoffwechselvorgängen sowie nervösen Beschwerden.

Dosierung: Sind die Beschwerden sehr ausgeprägt, 4 bis 6 Wochen lang mittags Calcium phosphoricum D6, 5 Tabletten als »Heiße Sieben« (→ Seite 32) – die Tabletten können auch eingenommen werden – und abends Magnesium phosphoricum D6, ebenfalls als »Heiße Sieben«.

Nr. 7: Magnesium phosphoricum D 6 – Wirkung im Körper

Eines der wichtigsten Salze im Körper

Magnesiumphosphat (Magnesium phosphoricum) ist eines der wichtigsten Salze im Körper: Es ist am Aufbau von Knochen und an der Funktion von Muskeln und Nerven beteiligt. Die Magnesium-Ionen sind in der Lage, Nervenimpulse, wie sie beispielsweise bei Krämpfen übermäßig an den Muskel vermittelt werden, zu dämpfen.

Hier hilft Magnesium phosphoricum

Schmerzen, verspannte Muskeln, Krämpfe

Bei Kopfschmerzen, Rücken- und Muskelschmerzen (Muskelkater, Weichteilrheumatismus), Waden-, Bauch- und Periodenkrämpfen und Koliken (bis zum Eintreffen des Arztes) wirkt Magnesium phosphoricum entkrampfend und schmerzlindernd.
Bewährt hat es sich auch bei Hyperaktivität von Kindern, bei nervlicher Unruhe oder Aufregung.

Magnesium-phosphoricum-Salbe – allgemeine Wirkung

Anwendung bei: allen Schmerzzuständen unterstützend zur medizinischen Behandlung oder zum Salz. Hautjucken; Muskelverspannungen.

Heilstein für den Magnesium-phosphoricum-Typ

Serpentin war bereits im Mittelalter bekannt, man sagte ihm eine Wirkung gegen Schlangengift nach. Dieser Stein ist aus magnesiumreichen Silikaten aufgebaut. Es gibt verschiedene Serpentine, die nach ihren Einschlüssen, ihrem Gemenge (Mischsteine), dem Herkunftsland oder nach Mineralgruppe (Antigorit = Blätterserpentin, und Chrysotil = Faserserpentin) benannt werden. Optisch sehr schön ist der Edelserpentin.

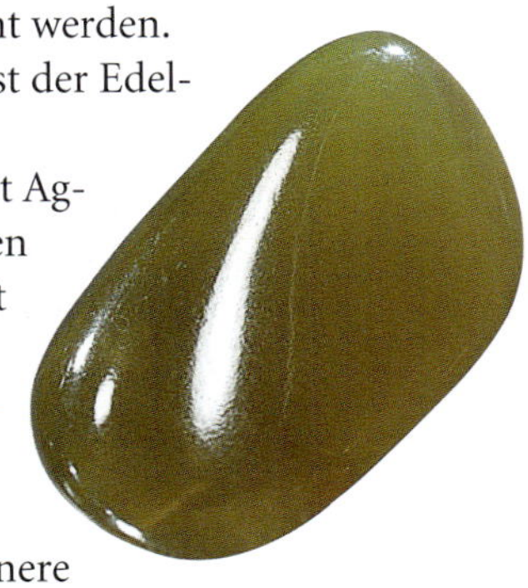

Serpentin vermindert Aggressivität, fördert den inneren Frieden, hilft bei den durch Magnesiummangel hervorgerufenen Symptomen, wirkt krampflösend auf innere Organe.
Seelisch fördert der Serpentin Fürsorge und gegenseitige Hilfe, lindert Stress und Anspannung.

Alle Serpentine sind Heilsteine

Was dem Magnesium-phosphoricum-Typ noch hilft

Massagen, warme Vollbäder mit Lavendelextrakt (Apotheke, Reformhaus) und eine Saftkur mit Johanniskraut- oder Baldrian-Frischpflanzensaft (→ Pflanzensäfte Seite 87) fördern inneres Wohlbefinden und Ausgeglichenheit: Von einem der Säfte 4 bis 6 Wochen lang dreimal täglich vor dem Essen 1 Esslöffel, Kinder 1 Teelöffel Saft pur oder in Wasser. Auch Autogenes Training(→ Seite 84) und Bach-Blüten (→ Seite 84) können die Therapie unterstützen. In meiner Praxis haben sich die Bach-Blüten Agrimony, Mimulus und Impatiens sehr bewährt.

Der Natrium-chloratum-Typ –

gestörter Wasserhaushalt

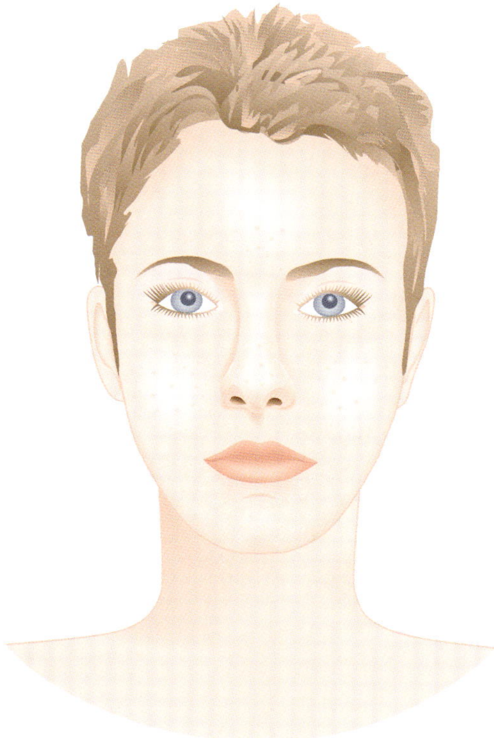

Typisch: Gesichtshaut schmierig, wie mit Gelatinefilm

Konstitutionstyp

Körperliche Merkmale: Störungen des Wasserhaushalts sollten generell an den Natrium-chloratum-Typ denken lassen, ebenso wie chronisch kalte Hände und kalte Füße. Auch das Verlangen nach Salz ist ein typisches Merkmal, ebenso ein salziger Geschmack im Mund. Der Sekretfluss, also alle natürlichen Absonderungen (Schweiß, Speichel, Tränen, Darm-Mucin), kann erhöht oder vermindert sein. Es sind oft Menschen, die einen empfindlichen Magen haben und auf Mahlzeiten mit Druck- und Spannungsgefühl reagieren. Auch fühlen sie sich oft matt und erschöpft. Treten Schleimhauterkrankungen auf, dann sind die Absonderungen stets klar-schleimig und hell. Dieser Konstituti-

Störung des Wasserhaushalts, Verlangen nach Salz

onstyp kann zu Magengeschwüren neigen, wenn er seine Lebens- und Essgewohnheiten nicht umstellt und dem empfindlichen Magen anpasst.

Seelische Merkmale: Matt, schläfrig, neigt zum Weinen, depressive Stimmung, gereizt, ärgerlich, will nicht angesprochen werden, ist verzweifelt und hoffnungslos.

Mangelzeichen im Antlitz und am Körper: Haut- und Schleimhäute sind trocken, Gelenkknacken kann auftreten; Speichel- und Tränenfluss.

Kopfschuppen, großporige Haut, Cellulite

Kopfschuppen, großporige Haut und Cellulite sind Hinweise auf einen Mangel. Im Gesicht ist die Haut schmierig, wie von einem Gelatinefilm überzogen, vor allem an Lidern (Make-up verläuft) und Nase. Dieser Glanz bei Natrium-chloratum-Mangel ist leicht zu erkennen: Es ist der einzige im Augenbereich auftretende Glanz. Typisch sind außerdem Platzbacken; trockene Zunge, auch feuchte Zunge mit Schleimstraßen oder kleinen Bläschen am Zungenrand.

Dosierung: Sind mehrere der Konstitutionsmerkmale vorhanden, ist eine 4- bis 6-wöchige Einnahme von Natrium chloratum D6 angezeigt, 3-mal täglich 2 Tabletten, Kinder und Jugendliche 2 bis 3 Tabletten über den Tag verteilt.

Konstitutionskur für den Flüssigkeitshaushalt

Zu den drei Natriumsalzen

Die drei Natriumsalze unterstützen Aufbau, Umbau und Abbau von Nährstoffen zu ausscheidungspflichtigen Stoffwechselendprodukten. Deshalb ist eine Kur mit diesen Salzen sinnvoller als die alleinige Einnahme von Natrium chloratum.

Dosierung: Erwachsene morgens Natrium sulfuricum D6, mittags Natrium phosphoricum D6, abends Natrium chloratum D6, jeweils 5 Tabletten; Kinder und Jugendliche jeweils 3 Tabletten als »Heiße Sieben« (→ Seite 32). Sollte die Einnahme in Wasser nicht möglich sein, können Sie die Tabletten auch im Laufe des Morgens, Mittags und Abends im Mund zergehen lassen.

Nr. 8: Natrium chloratum D6 – Wirkung im Körper

Kochsalz regelt den Wasserhaushalt im Körper

Natriumchlorid, Kochsalz, ist für vielfältige Funktionen im Organismus verantwortlich. So regelt es zum Beispiel den Wasserhaushalt im Körper, die Nährstoffaufnahme der Zellen und sorgt für die richtige Durchfeuchtung aller Schleimhäute, zum Beispiel Darm, Lungen, Augen. Muskeln und Nerven brauchen Natriumchlorid-Ionen, um einwandfrei arbeiten zu können.

Hier hilft Natrium chloratum

Bei übermäßigem Feuchtigkeitsfluss und bei Trockenheit

Bei übermäßigem Feuchtigkeitsfluss (Fließschnupfen, tränende Augen bei Wind, Speichelfluss) oder Trockenheit, zum Beispiel der Schleimhäute (trockene Augen, trockene Nase) oder der Haut. Bei Ödemen (Hautschwellungen) nach Insektenstichen wird die Flüssigkeitsverteilung reguliert, auch bei Aufgedunsensein.
Zusammen mit Calcium phosphoricum wirkt das Salz auf das Knochenwachstum, reguliert die Durchblutung bei kalten Füßen und kalten Händen und hilft bei Verstopfung (Schleimmangel im Darm, der Stuhl wird trocken). In der Darmlichtung findet sich normalerweise viel Natrium, in den Schleimhautzellen wenig – ist das Verhältnis gestört, kommt es zu Stuhlunregelmäßigkeiten.

Natrium-chloratum-Salbe – allgemeine Wirkung

Anwendung bei: Hautbläschen mit wasserhellem Inhalt (Blasen am Fuß); weißen abschilfernden Hautschuppen; Fließschnupfen und trockener Nase als Nasensalbe; Gürtelrose (Herpes zoster), nach Insektenstichen, bei trockener Haut und trockenen Augenbindehäuten.

Heilstein für den Natrium-chloratum-Typ

Halit (Steinsalz, Kristallsalz) besteht aus Natriumchlorid. In Kristalllampen findet er sich in vielen Wohnungen; er soll reinigend auf die Raumatmosphäre wirken und vor Strahlung (zum Beispiel Computerstrahlung) schützen. Halit wirkt kräftigend auf den Organismus, aufmunternd bei Melancholie. Auf der Haut getragen, regt er den Stoffwechsel an und harmonisiert Körper und Seele.
Seelisch hilft der Halit, starre Verhaltensweisen zu überdenken und zu ändern.

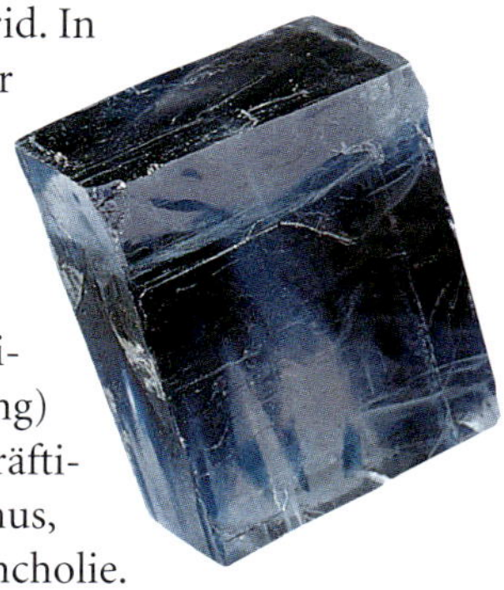

Halit = Stein- oder Kristallsalz

Was dem Natrium-chloratum-Typ noch hilft

Zur Anregung der Flüssigkeitsregulation sind ansteigende Fußbäder (→ Seite 34) empfehlenswert, sie sind mindestens 3 Wochen lang durchzuführen. Zur Anregung der Harnausscheidung und Nierendurchspülung Brennnessel-Frischpflanzensaft (→ Pflanzensäfte Seite 87): 4 Wochen lang 3-mal täglich vor den Mahlzeiten 1 Esslöffel Saft pur oder mit Wasser verdünnt. Bei trockener Haut hilft die biochemische Pflegeseife (→ Seite 33).

Der Natrium-phosphoricum-Typ –

belasteter Stoffwechsel

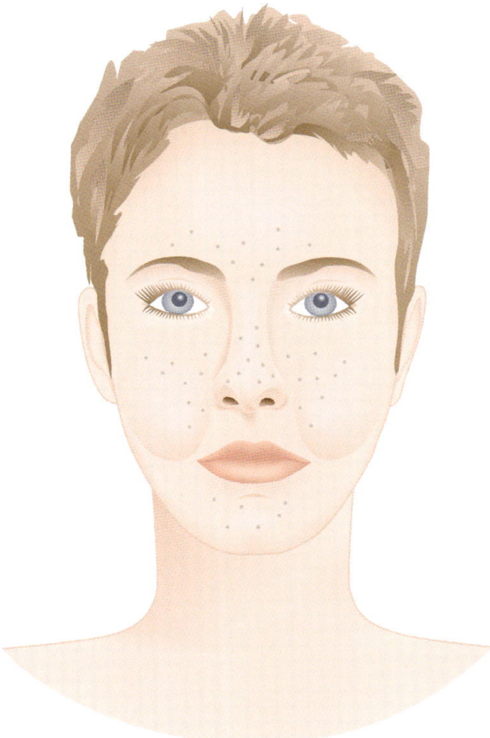

Typisch: Fettige Gesichtshaut, Mitesser

Konstitutionstyp

Körperliche Merkmale: Deutlichstes Merkmal: Es treten immer wieder Probleme mit »Säuren« auf und dadurch bedingt die Beschwerden, beispielsweise Sodbrennen und Fettverdauungsstörungen. Die Neigung zu Gallensteinen zeigt, dass Störungen des Fettstoffwechsels vorliegen. Milchunverträglichkeit, die Neigung zu immer wiederkehrenden Blasen- und Harnwegsentzündungen sind auch Hinweise für eine Konstitutionsbehandlung.

Der Körper ist übersäuert

Seelische Merkmale: Furchtsamkeit, reagiert oft ärgerlich bei geringer Veranlassung, ist gereizt, auch apathisch, niedergeschlagen, Angst vor dem Alleinsein und bei Dunkelheit.

Mangelzeichen im Antlitz und am Körper: Harnsäureablagerun-

Gicht, »Seifenstuhl«, Zunge oft goldgelb

gen und dadurch bedingte Gelenkbeschwerden mit Gichtknoten an den Fußzehen oder am Ohr. Im Gesicht fallen neben einer fettigen Haut (stumpfer Fettglanz, Speckglanz an der Nase, im ganzen Gesicht bei stärkerem Mangel), Mitesser (mehr als 20) auf, auch Hängebacken (wenn sie schwammig wirken: Natrium-chloratum-Mangel, wenn sie fettig sind: Natrium-phosphoricum-Mangel).
Der Stuhl kann wie mit einem schmierigen Fettfilm überzogen wirken (Seifenstuhl). Die Zunge ist oft feucht und goldgelb.
Dosierung: Da die Beschwerden bei diesem Typ immer wieder auftreten, ist eine dreimonatige Einnahme von Natrium phosphoricum D6 sinnvoll. Im Laufe des Tages 6 Tabletten, Kinder und Jugendliche 2 bis 4 Tabletten, beginnend morgens und endend vor dem Schlafengehen.

Konstitutionskur für den Stoffwechsel

Werden der Zwischenstoffwechsel und die Abpufferung von aggressiven, sauren Stoffwechselschlacken im Körper mit Hilfe von Natrium phosphoricum beeinflusst und reguliert, ist es vorteilhaft, auch die Ausscheidung von Schlackenstoffen anzuregen. Dazu eignet sich Natrium sulfuricum: 6 bis 8 Wochen lang im Laufe des Vormittags jeweils 4 bis 6 Tabletten, Kinder 2 bis 3 Tabletten Natrium phosphoricum D6, im Laufe des Nachmittags 2 bis 4 Tabletten, Kinder 1 bis 2 Tabletten Natrium sulfuricum D6.

Nr. 9: Natrium phosphoricum D6 – Wirkung im Körper

Reguliert den Stoffwechsel, hilft bei Übersäuerung

Natriumphosphat (Natrium phosphoricum) reguliert den Stoffwechsel und kommt deshalb überall im Körper vor. Dieses Salz reguliert den Zwischenstoffwechsel, also den Umbau zu nahrungsrelevanten Teilchen. Es wirkt außerdem bei allen durch Säure bedingten Beschwerden wie Gicht (Harnsäure), Problemen der Fettverdauung (Fettsäure), Sodbrennen (Magensäure). Ist beispielsweise der Fettstoffwechsel gestört, kann fettige Haut mit verstopften Hautporen und Akne die Folge sein.

Hier hilft Natrium phosphoricum

Bei Verdauungsstörungen (Koliken, Blähungen). Auch bei Störungen der Fettverdauung (oft bei abendlichen Mahlzeiten), bei der es zu Gallensteinen, Bauchkrämpfen, Windabgang und Blähungen kommen kann.

Akne, Sodbrennen, Muskelkater

Bei Gesichtsakne, bei fettiger Haut, Sodbrennen, Muskelkater, Gelenkbeschwerden durch Gicht, Blasen- und Harnleiterentzündungen und bei Schleimhautentzündungen mit goldgelben Absonderungen ist Natrium phosphoricum ebenfalls das passende Heilsalz.
Es hilft auch bei Reiseübelkeit, wenn mit der Einnahme einige Tage vor Beginn der Reise begonnen wird.

Natrium-phosphoricum-Salbe – allgemeine Wirkung

Anwendung bei: Hexenschuss im Wechsel mit Ferrum phosphoricum-Salbe; Hühneraugen; bei fettiger Haut als Nachtsalbe; bei rheumatischen Gelenk- und Muskelerkrankungen wie Gicht, Milchschorf, beginnender Brustdrüsenentzündung.

Heilstein für den Natrium-phosphoricum-Typ

Der Heliotrop ist der Stein für Stoffwechsel und Lymphfluss. Unter Stoffwechsel verstehen wir den Umbau der Nahrung zu körperwichtigen Nährstoffen; er beginnt im Verdauungstrakt und endet mit Abbau und Ausscheidung von Schlackenstoffen. Der Stein entgiftet und neutralisiert Übersäuerungserscheinungen. Seelisch wirkt der Heliotrop bei Gereiztheit und Aggressivität, er vitalisiert bei Erschöpfung und Müdigkeit. Der Ausdruck »Er reagiert sauer« signalisiert eine Affinität zu Aggressivität und zu Übersäuerung.

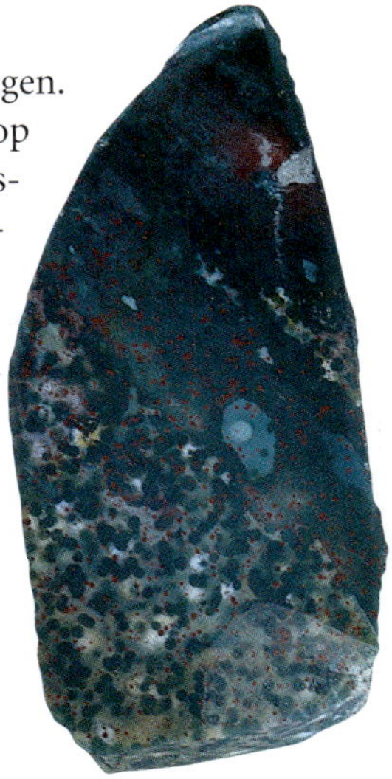

Heliotrop entgiftet und vitalisiert

Was dem Natrium-phosphoricum-Typ noch hilft

Stoffwechselanregende Maßnahmen wie heiße Bäder (→ Seite 35), regelmäßige Saunabesuche und körperliche Aktivitäten wie Wandern, ausgedehnte Spaziergänge oder Radfahren sind die einfachsten, aber wirkungsvollsten Hilfen für den Stoffwechsel. Frischpflanzensäfte (→ Pflanzensäfte Seite 87) aus Brennnessel oder Spargel – 3 bis 4 Wochen lang 3-mal täglich 1 Esslöffel vor den Mahlzeiten – fördern ebenfalls die Ausscheidung, verbessern den Fettstoffwechsel und sind die idealen Begleiter für Fitness und Wohlbefinden. Für die Haut sind bei Akne Peloid-Packungen (→ Seite 87) wirkungsvolle Maßnahmen, um den Hautstoffwechsel und die Hautreinigung zu fördern. Besonders gut geeignet ist die biochemische Pflegeseife (→ Seite 33).

Der Natrium-sulfuricum-Typ –

gestörte Verdauung

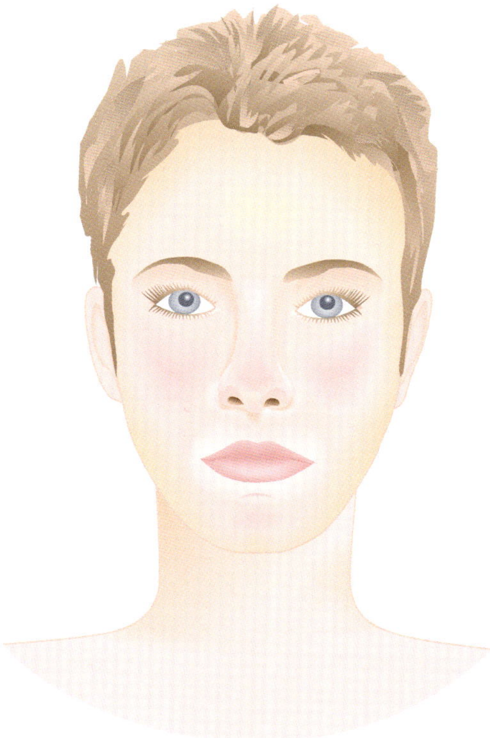

Gesichtsröte, ausgespart am Nase-Mund-Dreieck

Konstitutionstyp

Körperliche Merkmale: Zwei entscheidende Indizien für diesen Typ: Verschlimmerung der Beschwerden bei feuchter Witterung, Ausscheidungsstörungen (Stuhl, Harn, Lymphe). Für Natrium sulfuricum ist ein Indiz ausreichend, sofern weitere Merkmale die Wahl unterstützen. Dieser Typ leidet oft unter Verdauungsstörungen, deshalb ist es wichtig, über die konstitutionelle Behandlung der Anlagen den Körper zu sanieren und auf eine beschwerdentypische Behandlung vorzubereiten.

Seelische Merkmale: Verstimmung, neigt zu trüben Gedanken.

Seelisch verstimmt, neigt zu trüben Gedanken

Mangelzeichen im Antlitz und am Körper: Auffällig sind Blähbauch, grünlich gelber, auch heller Stuhl (Leber-Galle-Beschwer-

den); Neigung zu Ödemen (Wasseransammlungen).
Im Gesicht zeigt sich eine aggressive violett schimmernde Röte, rote Nase (wie Alkoholikernase), Wangen rötlich bläulich; Gesichtsröte (mit Aussparung des Nase-Mund-Dreiecks in Schmetterlingsform) auch nach dem Essen, nach Kaffeegenuss. Grünlich gelbliche Farbflecke, vorwiegend an der Stirn (Schläfenbereich). Bei stärkerem Mangel wirkt das Gesicht aufgedunsen, wässrig, aufgeschwemmt. Die Zunge wirkt oft schmutzig, ist bräunlich grünlich belegt, und nicht selten besteht ein bitterer Geschmack. An den Händen können Warzen auftreten (auch bei Kalium-chloratum-Mangel → Seite 60).

Gesicht wirkt aufgedunsen, Warzen an den Händen

Dosierung: Eine 4-wöchige Kur mit Natrium sulfuricum D6; Erwachsene und Jugendliche 3-mal 2 Tabletten, Kinder 3-mal 1 Tablette über den Tag verteilt, am besten vor den Mahlzeiten.

Konstitutionskur für den Verdauungstrakt

Natrium chloratum Nr. 8 für den aufbauenden Stoffwechsel und Natrium phosphoricum Nr. 9 für den Zwischenstoffwechsel unterstützen die Wirkung von Natrium sulfuricum Nr. 10. Eine Kur mit Natrium sulfuricum beginnen, nach 4 Wochen eine einwöchige Pause einlegen, anschließend eine 2- bis 4-wöchige Kur mit den anderen beiden Natrium-Salzen: Von jedem Salz einmal täglich 5 Tabletten als »Heiße Sieben« (→ Seite 32), die Nr. 10 morgens, die Nr. 9 mittags, die Nr. 8 abends.

Nr. 10: Natrium sulfuricum D6 – Wirkung im Körper

Natriumsulfat (Glaubersalz, Natrium sulfuricum) hilft bei Ausscheidungsstörungen und Verdauungsstörungen, indem es bei gestörter Ausscheidung, zum Beispiel bei Unterschenkelödemen im Sommer, den Abfluss des Ödems fördert.
Auch bei Verdauungsstörungen durch verminderten Gallefluss (gestörte Fettverdauung), durch Mangel an Bauchspeichel (Pankreassaft), bei Darmschwäche durch verminderten Fluss von Darmsekreten liegt eine Störung des Natriumsulfat-Stoffwechsels vor, was zu den Beschwerden führt.

Reguliert die Ausscheidung und die Verdauung

Hier hilft Natrium sulfuricum

Blähungen, morgendliche Durchfälle, Verstopfung, Windabgang und eine gestörte Fettverdauung (kann zu Fettsucht führen). Diese Beschwerden reagieren gut auf dieses Salz. Auch Störungen der Flüssigkeitsausscheidung, also Ödeme (Unterschenkel, Augenlider, nach Insektenstichen) oder wenn der Harnfluss aus der Blase gestört ist.

Besserung bei Wärme und Trockenheit

Natrium sulfuricum ist auch dann angezeigt, wenn sich die Beschwerden durch Feuchtigkeit verschlimmern, also bei feuchtnasser Witterung – und wenn sie sich bei Wärme und Trockenheit bessern. Bei entzündlichen Erkrankungen der Haut wie Kupferfinnen (Rosacea), aggressiv entzündlicher Akne und nässenden Hautausschlägen hilft Natrium sulfuricum ebenfalls.

Natrium-sulfuricum-Salbe – allgemeine Wirkung

Anwendung bei: Warzen an den Händen, Hühneraugen, Hautpilzerkrankungen; Hautausschlägen mit Bläschen, deren Inhalt eitrig ist; Ausschlägen mit gelblichen Schuppen.

Heilstein für den Natrium-sulfuricum-Typ

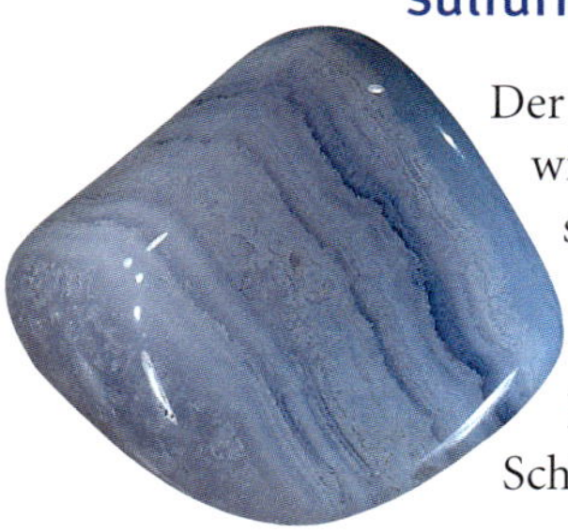

Der blaue Chalcedon wirkt besonders günstig bei Entzündungen der Atemwege und fördert die Regeneration der Schleimhäute. Er stärkt das Immunsystem, wirkt entzündungshemmend und regt den Fluss aller Körperflüssigkeiten an. Er fördert den Abfluss von Ödemen und regt bei Stillenden die Milchbildung an.

Der blaue Chalcedon stärkt das Immunsystem

Hildegard von Bingen empfiehlt den Stein, um Aggressionen abzubauen. Er soll auch der Stein für Redegewandtheit sein.

Was dem Natrium-sulfuricum-Typ noch hilft

Stoffwechselanregende und den Darm stärkende Maßnahmen sind beim Natrium-sulfuricum-Typ empfehlenswert: Eine kreisförmige Bauchmassage im Uhrzeigersinn mit Hilfe einer Bürste regt den Pfortaderkreislauf und damit auch die Darmtätigkeit an. Hydro-Colon-Therapie (→ Seite 86) hilft den Dickdarm zu reinigen. Nach einer Darmspülung sollte allerdings eine probiotische Behandlung (→ Darmsanierung Seite 85) erfolgen, um die Darmflora aufzuforsten.
Bei starken Verdauungsbeschwerden ist es angezeigt, den Stuhl auf Keime und Pilze zu untersuchen. Heilerde ist zusätzlich empfehlenswert, da sie Toxine im Darm bindet und ausscheidet.
Bei Entzündungen der Haut haben sich auch spagyrische Eigenblut- und Eigenurintropfen (→ Seite 87) bewährt.

Der Silicea-Typ –

schwaches Bindegewebe

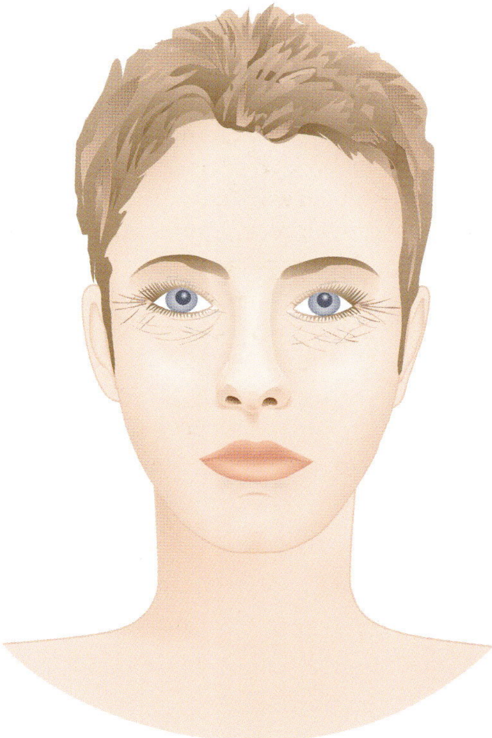

Typisch: Falten im Gesicht, Krähenfüße, Glasurglanz

Konstitutionstyp

Körperliche Merkmale: Der vorzeitig gealterte Mensch mit faltiger Haut, Gelenkbeschwerden (Arthrose), der Neigung zu Nierengries und häufigen »blauen Flecken« ist ein typisches Bild für den Silicea-Typ. Auch Haarwachstumsstörungen und Haarausfall, entzündete Haut (Akne), die Neigung zu Eiterungen und schlechte Wundheilung sind typisch für ihn.

Seelische Merkmale: Mangel an Selbstvertrauen, schreckhaft, sehr empfindlich, schnell zornig und ärgerlich, eigensinnig, erträgt keinen Widerspruch, wankelmütig.

Mangel an Selbstvertrauen, schnell zornig

Mangelzeichen im Antlitz und am Körper: Die Silicea-Signaturen sind nachvollziehbar, denn wenn die Haut in einem schlechten Ernährungszustand ist, wirkt sie welk, schlaff, trocken, dünn, empfindlich und rau. Auffällig sind Krähenfüße; Glasurglanz, das heißt, sie wirkt wie geliftet,

Vorzeitig gealtert, Haarausfall, Knochen schlecht entwickelt

gestrafft, ist aber dünn und glänzt, bei Silizium-Mangel oft am Schienbein gut sichtbar und an Nase und Stirn. In 90 % liegt bei Glanz (Glanz, der sich nicht abwischen lässt) ein Silizium-Mangel vor. Haarwuchsstörungen mit diffusem Haarausfall. Die Augen liegen in tiefen Höhlen (Mangel an Bindegewebe); Finger- und Fußnägel sind brüchig und spröde.
Neigung zu häufigem Schwitzen; schlecht entwickelte Knochen, Verkrümmung der Wirbelsäule, lichtempfindliche Augen. Auch eine trockene Zunge (morgens schlimmer) und seifiger Geschmack im Mund.
Dosierung für eine allgemeine Konstitutionsbehandlung: 3 Monate lang Silicea in den ansteigenden Potenzen D3, D6 und D12 einnehmen, mit D3 beginnen, von jeder Potenz 4 Wochen lang 3-mal täglich 1 Tablette, Kinder 1 Tablette, Jugendliche 2 Tabletten täglich.

Konstitutionskur für Haut, Haare und Bindegewebe

Stehen Gelenkbeschwerden im Vordergrund, Silicea D12 mit Calcium fluoratum D12 und Calcium phosphoricum D6 kombinieren; stehen Haut-, Haar- und Nagelbeschwerden im Vordergrund, eine Kur mit den Salzen Silicea D12, Calcium phosphoricum D6 und Natrium phosphoricum D6.
6 Wochen lang von jedem Salz über den Tag verteilt 3 Tabletten, Kinder und Jugendliche von jedem Salz 1 bis 2 Tabletten täglich.

Nr. 11 Silicea D12 – Wirkung im Körper

Festigung von Sehnen, Gewebe, Gelenken, Schutz vor Arterio-sklerose

Silicea, (Siliziumdioxid, Kieselsäure) zählt zu den ältesten Heilmitteln der Menschheit, schon die Ägypter wussten den Nutzen für Gesundheit und Schönheit zu schätzen, wie uns die alten Papyri zeigen. Die Kieselsäure ist im Körper beteiligt an der Bildung der Eiweißsubstanz Kollagen, die benötigt wird, um Gelenkknorpel, Bindegewebe, Sehnen und Bänder aufzubauen und stabil zu halten. In Haaren, Knochen und Fingernägeln sorgt Silicea für Elastizität und Festigkeit; auch für Haut, Gefäße und Augen ist Silicea unentbehrlich. Es hält die Gefäße stabil und elastisch und schützt vor Arterienverkalkung. Außerdem fördert es die Knochenbildung während des Wachstums und verbessert die Heiltendenz der Haut nach Verletzungen. Vorzeitig gealterte Haut wird mit etwas Geduld wieder straff, wenn Silicea innerlich und äußerlich für mehrere Monate angewandt wird.

Hier hilft Silicea

Arthrose, Gicht, stärkt Bänder und Sehnen

Bei rheumatischen Gelenkerkrankungen wie Arthrose und Gicht, Bandscheiben-, Bänder- und Sehnenerkrankungen, bei Knochenhautentzündung, übermäßigem Schwitzen; bei Akne im Gesicht, an Brust und Rücken, Eiterungen der Haut und Furunkel (zum Arzt!) und Neigung zu blauen Flecken (Blutergüssen).

Silicea-Salbe – allgemeine Wirkung

Anwendung bei: brüchigen, dünnen, verdickten und rissigen Finger- und Fußnägeln; rauer Haut, welker und alternder Haut mit Falten; bei Hühneraugen; »wildem Fleisch«, schlecht heilender Haut, entzündeten Eiterpusteln; unterstützend bei entzündetem Nagelumlauf (Panaritium), Brustdrüsenentzündung, chronischen Gichtbeschwerden. Unterstützend bei allen degenerativen (entartenden) Krankheiten der Gelenke (Arthrose).

Heilstein für den Silicea-Typ

Der Bergkristall ist ein reiner Kristallquarz und besteht fast ausschließlich aus Kieselsäure. Er stabilisiert Bänder, Gelenke und Sehnen, lindert Menstruationsbeschwerden und fördert den Muskelaufbau. Hildegard von Bingen empfiehlt den Bergkristall bei Schwitzen, Hautproblemen, Kraftlosigkeit, Augen- und Schilddrüsenerkrankungen. Psychisch soll der Bergkristall das Selbstvertrauen fördern und bei Problemlösungen helfen sowie Selbsterkenntnis ermöglichen. Bergkristall galt in vielen Kulturen als Zauberstein, man glaubte, er würde Dämonen und Krankheiten vertreiben. Besonders wirkungsvoll soll der Bergkristall sein, wenn er vor der Anwendung von der Sonne erwärmt wurde.

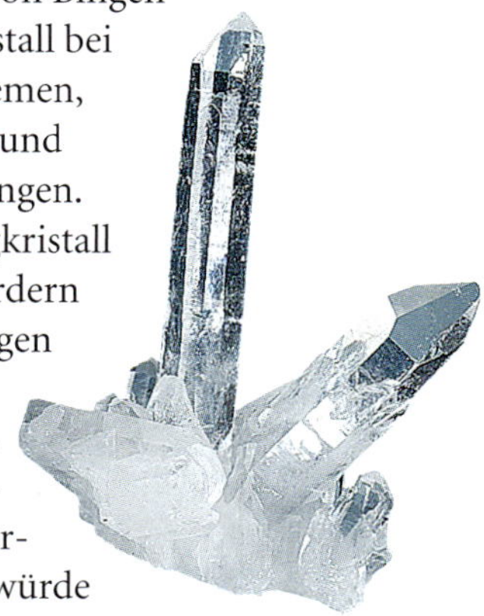

Bergkristall besteht fast nur aus Kieselsäure

Was dem Silicea-Typ noch hilft

Zinnkraut-Tee bei Gelenkbeschwerden (→ Seite 85), Dampfbäder bei Hautproblemen und Peloid-Gesichtsmasken (→ Seite 87) unterstützen die Silicea-Kur. Sauna ist ebenfalls empfehlenswert, weil sie die Schweißproduktion anregt und normalisiert, zudem auf Haut und Körper entschlackend wirkt. Auch bei Gelenkbeschwerden sind Peloid-Packungen (→ Seite 87) bewährte unterstützende Möglichkeiten. Die Pflege der Haut unterstützt die biochemische Seife (→ Seite 33).

Zum Nachschlagen

Unterstützende Therapie-Maßnahmen

Alexander-Technik (Eutonie)

Die Physiotherapeutin Gerda Alexander entwickelte die Alexander-Technik (→ Bücher, Seite 89), basierend auf der Annahme, dass viele Erkrankungen durch eine körperliche Fehlhaltung bedingt sind. Mit Hilfe der Haltungskorrektur nach Alexander werden die durch Belastungen an Organen und Gelenken entstandenen Beschwerden geheilt. Die Haltungskorrektur basiert, verkürzt ausgedrückt, darauf, dass eine gerade Haltung beim Sitzen und Gehen als Dauerhaltung geübt wird. Gute Erfahrungen mit der Eutonie, der mittlerweile häufig eingesetzten Haltungskorrektur, wurden bei Wirbelsäulen- und Bandscheibenerkrankungen wie Ischias, bei Asthma, Neuralgien, Verdauungsstörungen, Herzbeschwerden, Unruhe, Senkfuß, Muskelverspannungen und Rundrücken gemacht.

Autogenes Training

Eine für europäische Verhältnisse von dem Psychotherapeuten Johannes Heinrich Schultz (1884 bis 1970) entwickelte Methode der Selbstentspannung. Autogenes Training lässt sich in Volkshochschulkursen, aber auch aus Ratgebern (→ Seite 89) erlernen. Diese Methode der Selbstentspannung hilft, Symptome wie Schmerzen, nervöse Herzbeschwerden, Stresssymptome, nervöse Magen-Darm-Störungen und Schlafstörungen zu lindern.

Bach-Blüten-Therapie

Die Behandlung mit den 38 Essenzen aus wild wachsenden Blütenpflanzen hat der englische Arzt Dr. Edward Bach Anfang des vergangenen Jahrhunderts entwickelt. Er ordnete die Essenzen seelischen Zuständen wie Habgier, Zorn und Angst zu und vertrat die Meinung, dass körperliche Krankheiten seelische Ursachen haben. Für eine effektive Behandlung müssen die Bach-Blüten individuell, am besten von einem erfahrenen Therapeuten ausgewählt werden.

Darmsanierung

Der medikamentöse Aufbau der mit Bakterien besiedelten Darmflora; die Präparate enthalten lebende Keime wie Bifidum- und E. Coli-Bakterien. Eine Darmsanierung sollte nach Antibiotika-Therapien, Darmpilztherapien und bei Darmerkrankungen erfolgen.

Darmspülung – Hydro-Colon-Therapie

Mit Hilfe von Darmspülungen, Hydro-Colon-Therapien (*Hydro* = Wasser, *Colon* = Dickdarm), wird der Darm gereinigt von Schlackenstoffen und alten Stuhlresten, die Blähungen, Winde und Unwohlsein auslösen können. Durch den After wird Wasser in den Darm geleitet, gleichzeitig erfolgt eine Bauchmassage; über das Einleitungsrohr wird das Wasser wieder ausgeschieden – und mit ihm die Stuhlreste. Hydro-Colon-Therapien werden von Ärzten und Heilpraktikern durchgeführt.

Gesichtsdampfbad

Gesichtsdampfbäder mit heißem Wasser wirken reinigend auf die Haut, bei Zusatz von Kamillen-Tee entzündungshemmend; ein Gesichtsdampfbad ist eine gute Möglichkeit, die Behandlung der Akne zu unterstützen.
So wird das Dampfbad gemacht: Eine Schüssel mit 2 Litern heißem Wasser füllen, 2 Beutel Kamillen-Tee zugeben. Den Kopf, mit einem großen Handtuch bedeckt, über die Schüssel beugen und den Dampf 10 bis 15 Minuten auf die Haut einwirken lassen; 2- mal wöchentlich sollte das Dampfbad gemacht werden.

Heilerde

Ein Heilmittel der Volksheilkunde, das aus fein pulverisiertem Löss besteht, wird sowohl innerlich als auch äußerlich angewendet (in Reformhaus und Apotheke erhältlich), zum Beispiel bei Magen-Darm- und bei Hauterkrankungen. Die individuelle Dosierung richtet sich nach der Art der Anwendung (Beipackzettel beachten).

Heilfasten → Fasten (→ Bücher Seite 89)

Heilpflanzen-Tees

Teezubereitungen aus Arzneipflanzen gehören seit Jahrhunderten zu den Heilmittelanwendungen der Volksheilkunde.
Kamillen-Tee – ein Aufguss von Kamillenblüten wirkt entzün-

dungshemmend, krampflösend und antibakteriell. Die in diesem Ratgeber empfohlene Anwendung ist ein Kamillen-Dampfbad bei Akne und unreiner Haut.
Zinnkraut-Tee (Ackerschachtelhalm) – das Kraut ist reich an Kieselsäure und wirkt harntreibend – wird in der Volksheilkunde bei Gelenkbeschwerden empfohlen.
Teezubereitung: 2 Teelöffel der geschnittenen Droge mit 1Tasse Wasser übergießen, 10 Minuten köcheln lassen. Ein bis zwei Tassen Tee täglich trinken.
Bitte beachten Sie: Tees sind in Apotheken, Drogerien und Reformhäusern erhältlich.
Eine Kur mit einem speziellen Heiltee sollte niemals länger als vier Wochen durchgeführt werden. Verbindlich ist die von Arzt oder Heilpraktiker verordnete Einnahmedauer.

Hydro-Colon-Therapie → Darmspülung

Iontophorese

Das Einbringen von pflanzlichen, mineralischen oder organischen Wirkstoffen über die Haut in den Körper (Ionto – von Ionen). Die Iontophorese erfolgt mit Hilfe von Strom (galvanischen oder Hochfrequenz-Strömen).

Isopathie

Ein aus der Homöopathie abgeleitetes Verfahren, bei dem der Patient nicht mit ähnlichen, sondern mit gleichen Stoffen (*iso:* gleich, *pathos:* Krankheit) behandelt wird. Zum Beispiel mit Aufbereitungen von Krankheitsprodukten (Nosoden), als homöopathische Mittel hergestellt, so aus dem abgetöteten Herpes-Virus die Herpes-Nosode.

Kinesiologischer Muskeltest

Eine diagnostische Methode, bei der über die Reaktion (stark/schwach) von Muskeln Medikamente oder belastende Substanzen wie Allergene individuell am Patienten ausgetestet werden können.

Kneippgüsse → Kneippen (→ Bücher Seite 89)

Mikrotest

Zählt zu Methoden der bioelektronischen Diagnostik (= Elektroakupunktur-Verfahren). Beim Patienten werden mit Hilfe eines Messgriffels Akupunkturpunkte gemessen sowie die Reaktion auf Testsubstanzen wie Allergene, Schüßler-Salze, Bach-Blüten oder

Heilsteine, die in den Messkreislauf eingebracht sind. Der Mikrotest ermöglicht auch Testungen über Blut, Urin oder Speichel des Patienten, ohne dass der Patient anwesend sein muss. Eine Therapie nach dem Resonanzprinzip ist ebenfalls möglich.

Pflanzensäfte (Frischpflanzensäfte)

Der Apotheker Dr. Walther Schoenenberger hat in den 30-er Jahren des vorigen Jahrhunderts eine Methode entwickelt, um aus frischen Arznei-, Obst- und Gemüsepflanzen naturreine Presssäfte herzustellen, die ohne Konservierungsstoffe haltbar gemacht werden (in Reformhaus, Drogerie und Apotheke erhältlich).

Peloid-Packung

Der in der physikalischen Therapie eingesetzte Peloid (Soleschlick) ist ein natürlicher Mineralschlick, der sich im Laufe der Zeit in Salzstollen bildet (kristallisiert). Die Bestandteile werden mit einer Spezialmühle fein gemahlen und mit Kristallsole versetzt. Peloid-Packungen ernähren die Haut und die einzelnen Zellen vermehrt mit Wasser und Salzen. Bei Hautproblemen (Akne, Falten, Cellulite) und Gelenkerkrankungen sind Peloid-Packungen wirkungsvoll (Bezugsadresse → Seite 90).
Eine Gesichtsmaske (Lippen und Augen freilassen) wird 15 Minuten lang, eine Gelenkpackung mehrere Stunden lang aufgelegt.

Schröpfen – Schröpftherapie, unblutiges Schröpfen, Schröpfkopfmassage

Bei der Behandlung mit Schröpfköpfen werden Schröpfglocken/-köpfe aus Glas oder Kunststoff auf die Haut gesetzt; mit Hilfe eines Gummisaugballs wird die darin befindliche Luft abgesaugt, wodurch im Schröpfkopf ein Vakuum mit Unterdruck entsteht. Dadurch saugt sich die Haut in die Schröpfglocke. Der Effekt: Darunter liegendes Gewebe, Muskeln und – über die Reflexbereiche des Rückens – auch innere Organe werden stärker durchblutet, Schlackenstoffe abtransportiert. Schröpfen hilft bei Muskelverspannungen (Muskelhartspann) und organischen oder Gelenkbeschwerden.

Spagyrische Blutkristallisation

Spagyrik, ein Begriff aus der mittelalterlichen Heilkunde, wird dem Arzt, Naturforscher und Philosoph Paracelsus (1493 bis

1541) zugeschrieben; er beschrieb damit das alchemistische Vorgehen bei der Herstellung pflanzlicher Arzneimittel. Die spagyrische Blutkristallisation (→Adressen Seite 90), vor etwa 30 Jahren entwickelt, verwendet Blut und Urin des Patienten und fertigt daraus durch aufwendige Prozesse individuelle Heilmittel (= Dote). Für die Diagnostik werden die bei diesem Prozess gewonnenen Kristallbilder verwendet, um den Zustand von Organen und Geweben, Elektrosmogbelastung und Nahrungsmittelempfindlichkeiten festzustellen. Durch spagyrische Behandlung mit den Doten soll erreicht werden, dass die durch die Analyse festgestellten Organstörungen und -schwächen beseitigt und Selbstheilungsvorgänge angeregt werden.

TEFRA-Hochfrequenz-Therapie

Der Erfinder Nikola Tesla entdeckte zu Beginn des 20. Jahrhunderts die Hochfrequenz-Therapie (TEFRA, aus »Tesla« und »Franz«, dem deutschen Ingenieur, der das System zusammen mit Tesla auf den deutschen Medizinmarkt brachte). Vor dem Zweiten Weltkrieg war das Gerät in Deutschland weit verbreitet. Über Glaselektroden werden elektromagnetische Wellen (Hochfrequenz-Ströme) auf den Körper gebracht, dort erzeugen sie Wärme, eine stärkere Durchblutung und eine bessere Sauerstoffversorgung. Dies wiederum wirkt entzündungshemmend, schmerzstillend, wundheilend und regt die Organfunktionen an. Die HF-Therapie lässt sich kombinieren mit Naturheilverfahren wie Schröpfen (→ Seite 87) und Iontophorese (→ Seite 86). Durch die elektromagnetische Entladung der Ströme wird der Raumsauerstoff in Gerätnähe in Ozon umgewandelt. Seit über 80 Jahren ist bekannt, dass geringe Dosen Ozon eine entzündungshemmende und keimabtötende Wirkung haben. Die HF-Therapie wird bei Rheuma, Durchblutungsstörungen, Schmerzen und Hauterkrankungen eingesetzt.

Bücher, die weiterhelfen

Brennan, Richard: *Alexander-Technik,* Aurum in Kamphausen

Ellis, Albert: *Training der Gefühle,* mvg Verlag, Landsberg/Lech

Elmadfa, I., Muskat, E. Fritzsche, D.: *GU Kompass E-Nummern,* Gräfe und Unzer Verlag, München

Elmadfa, I., Fritzsche, D.: *Die große GU Vitamin- und Mineralstofftabelle,* Gräfe und Unzer Verlag, München

Fischer-Reska, Hannelore: *Das Heilzonen-Buch,* Gräfe und Unzer Verlag, München

Förder, Gabriele, Neuenfeld, Gabriele: *Kinesiologie – Aus dem Stress in die Balance,* Gräfe und Unzer Verlag, München

Georg, Karl: *Du selbst bist Dein bester Arzt,* WzG Verlag GmbH, Dormagen

Gienger, Michael: *Lexikon der Heilsteine;* Neue Erde Verlag, Saarbrücken

Heepen, Günther H.: *GU-Kompass Schüßler-Salze, Schüßler-Salze – 12 Mineralstoffe für Ihre Gesundheit; Der Große GU Kompass Schüßler-Salze,* alle Titel Gräfe und Unzer Verlag, München

Hendel, Barbara /Ferreira, Peter: *Wasser & Salz – Urquell des Lebens,* INA Verlags GmbH, Herrsching

Hopfenzitz, Petra: *GU Kompass Mineralstoffe,* Gräfe und Unzer Verlag, München

Kaiser, J.: *Das große Kneipp-Hausbuch,* Knaur-Verlag, Weltbild, Augsburg

Langen, Dietrich: *Autogenes Training,* Gräfe und Unzer Verlag, München

Ludwig, Wolfgang: *Informative Medizin,* VGM-Verlag für Ganzheitsmedizin, Essen

Lützner, Hellmut: *Wie neugeboren durch Fasten; Richtig essen nach dem Fasten,* Gräfe und Unzer Verlag, München

Oltmanns, Hans-Dieter: *Die biochemische Heilweise in der Kinderheilkunde,* WzG Verlag GmbH, Dormagen

Pfeiffer, Carl C.: *Nährstoff-Therapie bei psychischen Störungen,* Karl F. Haug Verlag, Heidelberg

Schmidt, Sigrid: *GU Kompass Bach-Blüten,* Gräfe und Unzer Verlag, München

Rauch, Erich: *Blut- und Säftereinigung – erweiterte F. X. Mayr-Kur,* Haug-Verlag, Heidelberg

Schüßler, W.H.: *Eine abgekürzte Therapie* – Nachdruck der 25. Auflage 1998, WzG Verlag, Bücherversand A. Schröder, Saarlandstraße 2, 59302 oelde

Sommer, Sven: *Homöopathie – Heilen mit der Kraft der Natur,* Gräfe und Unzer Verlag, München

Stumpf, Werner: *Der Große GU Ratgeber Homöopathie*, Gräfe und Unzer Verlag, München

Trost, Xenia: *Duftseifen selbst herstellen*, Ludwig Buchverlag

Adressen, die weiterhelfen

Seminare

Termine und Kosten:
Biochemischer Bund Deutschlands e.V.,
In der Kuhtrift 18,
41541 Dormagen
Deutsche Homöopathie-Union (DHU), Ottostraße 24,
76227 Karlsruhe

Zeitschriften, Therapeutenlisten, Vereinsadressen

Weg zur Gesundheit, Zeitschrift für Biochemie,
Herausgeber: Biochemischer Bund Deutschlands e.V.,
In der Kuhtrift 18,
41541 Dormagen

Mikro Medica GmbH
Günteroder Str. 29
35649 Bischoffen

Therapeuten-Liste, Vereinsanschriften und Probehefte für Deutschland, Belgien, Niederlande, Österreich, Schweiz, Spanien:
Biochemischer Bund Deutschlands e.V.,
In der Kuhtrift 18,
41541 Dormagen;
Internet: www.biochemie-net.de

Therapien, Geräte, Peloid

Kristallsalz/Peloid – Bezugsadresse:
Förderverein Wasser und Salz,
Postfach 1330,
82209 Herrsching

Spagyrische Blutkristallisation – Informationen und Therapeutenliste:
HSI-Spagyrik Institut GmbH,
Spatzenstieg 1 a,
38118 Braunschweig
www.hsi-spagyrik.de.

TEFRA-Hochfrequenz-Therapie:
TEFRA-Hochfrequenz-Bestrahlungsapparate,
Gunter Messerschmidt,
Wolzogenstraße 2,
14163 Berlin

Schiele-Fußbadewanne:
Fritz Schiele
Arzneibäder-Fabrik GmbH,
Industriestraße 16 b,
25462 Rellingen (bei Hamburg)

Beschwerden- und Sachregister

Antlitzzeichen/Signaturen, körperliche und seelische Merkmale der elf Salz-Typen finden Sie im Ermittlungsbogen (Seite 44), der sicheren Hilfe zur Bestimmung der Konstitution.

Impressum

Redaktion
Ilona Daiker
Lektorat
Kurt Gallenberger, Münsing
Bildredaktion
Christine Majcen-Kohl

Illustrationen
Medical Art Service, Isabel Christensen, München

Weitere Bildnachweise
AKG: Seite 25; Corbis: Seite 2, 28/29; DHU: Seite 2, 6/7, 8, 13, Cover hinten; GU Archiv: Seite 10, 12 (Studio Schmitz), 33 (M. Jahreiß); IFA: Seite 20; Imagine: Seite 43 (J. Sebag); Jump: Seite 35 (K. Vey); Manfred Kage: Seite 4; Mauritius: Cover vorne, Seite 38 (Anli); Picture Press: Seite 3, 40/41 (Wartenberg); Detlef Seidensticker: Seite 15; Christian Weise Verlag: Seite 27, 53, 56, 59, 62, 65, 68, 71, 74, 77, 80, 83

Wichtiger Hinweis

Die Empfehlungen in diesem Ratgeber sind vom Autor nach bestem Wissen erarbeitet und sorgfältig geprüft worden; eine Garantie für die Wirksamkeit der Salze im Einzelfall kann jedoch nicht übernommen werden. Dieser Ratgeber kann eine ärztliche Beratung und Behandlung nicht ersetzen.

Umschlaggestaltung
Independent Medien-Design
Innenlayout
Heinz Kraxenberger
Herstellung
Renate Hutt
Satz
Johannes Kojer, München
Lithos
Repro Ludwig, Zell am See
Druck
Appl, Wemding
Bindung
Sellier

ISBN 3-7742-5780-9

Auflage:	5.	4.	3.	2.
Jahr:	06	05	04	03

Umwelthinweis
Dieses Buch wurde auf chlorfrei gebleichtem Papier gedruckt. Um Rohstoffe zu sparen, haben wir auf Folienverpackung verzichtet.

DAS ORIGINAL · GU · MIT GARANTIE

Das Original mit Garantie

Ihre Meinung ist uns wichtig. Deshalb möchten wir Ihre Kritik, gerne aber auch Ihr Lob erfahren, um als führender Ratgeberverlag für Sie noch besser zu werden. Darum: Schreiben Sie uns! Wir freuen uns auf Ihre Post und wünschen Ihnen viel Spaß mit Ihrem GU-Ratgeber.

Unsere Garantie: Sollte ein GU-Ratgeber einmal einen Fehler enthalten, schicken Sie uns bitte das Buch mit einem kleinen Hinweis und der Quittung innerhalb von sechs Monaten nach dem Kauf zurück. Wir tauschen Ihnen den GU-Ratgeber gegen einen anderen zum gleichen oder einem ähnlichen Thema um.

Ihr Gräfe und Unzer Verlag
Redaktion Gesundheit
Postfach 86 03 25
81630 München
Fax: 0 89/4 19 81-1 13
e-mail: leserservice@graefe-und-unzer.de

GRÄFE UND UNZER
Ein Unternehmen der
GANSKE VERLAGSGRUPPE